特发性脊柱侧弯弹力带保守治疗

Rovatti疗法®理论与实践

〔意〕埃马努埃莱·罗瓦蒂（Emanuele Rovatti）

〔意〕马尔科·罗瓦蒂（Marco Rovatti）

主编

解　益　董安琴

主译

河南科学技术出版社

· 郑州 ·

This edition of IDIOPATHIC SCOLIOSIS – Conservative Treatment with Elastic Bands is published by arrangement with Edi.Ermes.

ISBN 978−88−7051−5916−9

Copyright © 2016 by Copyright © 2020 by Alfredo Zotti. All Rights Reserved. All Rights Reserved.

Edi.Ermes 授权河南科学技术出版社

在中国大陆独家发行本书中文简体字版本。

版权所有，翻印必究

备案号：豫著许可备字 −2023−A−0170

图书在版编目（CIP）数据

特发性脊柱侧弯弹力带保守治疗 /（意）埃马努埃莱·罗瓦蒂,（意）马尔科·罗瓦蒂主编；解益, 董安琴主译.−− 郑州：河南科学技术出版社, 2025. 2. −− ISBN 978−7−5725−1744−0

Ⅰ . R682.105

中国国家版本馆 CIP 数据核字第 20246MM878 号

出版发行：河南科学技术出版社

　　　　　地址：郑州市郑东新区祥盛街27号　　　邮编：450016

　　　　　电话：（0371）65788613　65788629

　　　　　网址：www.hnstp.cn

出 版 人：乔　辉

策划编辑：李　林

责任编辑：王婷婷

责任校对：臧明慧

封面设计：李小健

责任印制：徐海东

印　　刷：河南新达彩印有限公司

经　　销：全国新华书店

开　　本：787 mm×1 092 mm　1/16　印张：9.25　字数：186千字

版　　次：2025年2月第1版　　2025年2月第1次印刷

定　　价：58.00元

如发现印、装质量问题，影响阅读，请与出版社联系并调换。

献给为我指明道路的 Paolo Sibilla。

献给一直支持我遵循这一原则的我的妻子 Grazia 和我的家人。

献给我亲爱的孙辈——我女儿 Francesca 的孩子：Niccolò，Jacopo，Enea，Andrea，Mathias 和 Emma。

愿我能够看到他们的成长，培养他们的热情和激情。而热情和激情一直都是我职业生活中的特点。

致谢

我要感谢我的家人，对我而言，他们是我的一切——我的妻子Grazia，一位无与伦比的顾问；我的儿子Marco和女儿Francesca——我的合作者和整个团队成员。

特别感谢我的朋友和治疗团队的同事——骨科专家、物理医学与康复专家Antonio Giandomenico博士，以及骨科专家Paolo Viganò 博士。自1989年以来，他们使我有机会通过与大量患者合作来改进本书所述的方法。

还要特别感谢多年来所有的患者，通过与众多患者的合作，我们不断完善本书所述方法。

感谢本书的模特 Lucrezia 和 Desirè，以及耐心编辑本书最终版本的 Federica Delucchi。

最后感谢支持这项工作并推动此书出版的 Edi.Ermes 出版社的 Raffaele Grandi。

Emanuele Rovatti

翻译人员名单

主　　译 解　益　董安琴

副 主 译 李　竞　李梦瑶　时庆祥

参译人员（按姓氏笔画排序）

王　谦（四川大学华西医院）

王士鑫（郑州大学第五附属医院）

王宛鹏（南阳市康复医院）

白玉沛（河南省儿童医院）

宁　超（郑州大学第五附属医院）

闫　鹏（郑州大学第五附属医院）

李　竞（郑州大学第五附属医院）

李承锦（郑州大学第五附属医院）

李梦瑶（郑州大学第五附属医院）

时庆祥（郸城县妇幼保健院）

张双双（漯河市第六人民医院）

陈　飞（桓台县妇幼保健院）

金兵站（郑州大学第五附属医院）

姚　杰（汝州市第一人民医院）

董安琴（郑州大学第五附属医院）

解　益（郑州大学第五附属医院）

颜如兵（陆军军医大学西南医院）

潘斌斌（郑州大学第五附属医院）

序言

当 Emanuele Rovatti 给我递上这本书的草稿，我终于能够阅读其中的内容时，我突然回忆起我们一起走过的漫长道路上的许多事件、工作经历和各个阶段。这大约始于 25 年前，我们对脊柱畸形和病理共同的兴趣。

感谢 Emanuele Rovatti，让我不仅成为一位骨科专家（20 世纪 80 年代，我经常去 Gaetano Pini 医院的脊柱侧弯科，该医院在传奇教授 Paolo Sibilla 的帮助下由 Giuseppe Antonio Frassi 教授运营），还让我成为一名物理治疗师。作为一名物理治疗师，我成功地研发出了一种治疗脊柱侧弯的方法，此方法优于临床前瞻性观察、矫形器（orthopedic corset）处方，以及在 Cotrel 床上用石膏模型矫正，尤其是优于手术治疗。

我与 Emanuele Rovatti 一起工作，他的运动学经验丰富了我对畸形评估和治疗实施的方法，即个性化的工作计划。我很喜欢"让患者成为自己的医生"这个说法，因为它意味着一个人拥有对自己身体结构和脊柱侧弯症状的认识，能够使患者寻求自我姿势的矫正。

自我矫正，这是一个能够使患者在生长阶段充分利用自己的潜力或在骨骼成熟时保持稳定的学习过程。

这本书是多年来实践和观察几代患者的总结。其中，我们可以看到至今仍驱动 Emanuele Rovatti 寻求使用新方法和技术手段的热情。其热情和勤奋也驱使着他细心、一丝不苟、乐于交往和学习的儿子——Marco，他总是随时准备用问题和想法来激发我们。他充满活力，擅长与各年龄层患者建立沟通，未来他一定会不断取得进步。

因此，我向这位与我分享了如此多工作和家庭经历的朋友致敬。

Antonio Giandomenico

Ospedale di Circolo di Melegnano（MI）

骨科专家、物理医学与康复专家

2013 年 10 月 20 日

在我初次接触矫正性运动，以及在健身房进行相关特定工作时，我感到有必要治疗"脊柱侧弯"。之后，为了更深入地了解这种疾病，我带着我的患者去找了一位在解析这种疾病病理方面做出很多贡献的骨科专家和"大师"——Paolo Sibilla。在多次这样的会面之后，他开始使用"Rovatti's Day"一词来形容我工作学习和拜访的时期。

我记得那些有时会因为学术讨论而持续到凌晨两点的极其漫长而紧张的日子。在这些会面中，他进行了访问，而我则努力尽可能多地了解各种治疗患者的方法及与之相关的问题。他被认为是脊柱侧弯三维感知力的奠基人，一直与我的同事 René Perdriolle 保持联系，他分享了 Lyon 运动的研究、结果、思想和原理等。所有这些都促进了我的专业成长。

在这些漫长的日子里（对我而言是学习），Sibilla逐步向我介绍了脊柱侧弯和特发性脊柱侧弯广阔且不断发展的世界。到20世纪70年代末，他已经谈论了现在普遍存在但当时还不流行的概念，如"姿势""意识""体态结构"和"重心"。他清楚地认识到，他面临的问题不能简单地从当时普遍的生物力学角度来考虑，而是需要一种能够全面评估个体、评估其他视角的整体方法。当他讲述关于脊柱侧弯电刺激，以及他如何治疗脊柱侧弯的最终感知觉时，我也跟随着他。他为我提供了宝贵的学习资源，激发并加深了我对该病理学的兴趣，尤其是为我提供了如何对待和治疗脊柱侧弯的洞察力。

本书是对我超过40年职业生涯的总结：它通过应用一种特定的治疗方法来提供实际的作用。近年来，我的儿子Marco热情地跟进了我的治疗活动。他已经并将继续在脊柱侧弯康复治疗领域做出自己的贡献——为我们的患者验证、更新和不断改进开具的运动处方。

这种现在以 Rovatti 名字注册商标的疗法可以由已经处理过不同类型脊柱侧弯的专业人士应用。

希望 Rovatti 疗法 ® 能得到广泛传播，被更多人了解，尤其是希望它的基础文化，也就是我们在本书中介绍的这一创新性弹力带保守治疗方法能够得到传播。

Emanuele Rovatti

中文版前言

脊柱，作为人体的中流砥柱，承载着支撑身体、保护内脏和脊髓等重要使命，其健康状况与我们的生活息息相关。若脊柱结构发生改变，一系列脊柱骨病便可能接踵而至，如椎间盘突出、椎间盘滑脱、椎管狭窄、慢性腰痛、颈椎病及运动损伤等，会严重影响我们的生活质量。

众多脊柱结构异常问题中，脊柱侧弯是最为常见的一种，好发于青少年时期。青少年正处于生长发育的关键阶段，脊柱侧弯不仅会影响他们的体态美观，还可能对其心肺功能、神经系统等造成损害，甚至影响他们的心理健康。据统计，脊柱侧弯中80%属于特发性脊柱侧弯，此外还有继发性脊柱侧弯和先天性脊柱侧弯。

目前，针对青少年脊柱侧弯的有效防控和治疗备受关注。本书聚焦于青少年脊柱侧弯的特定运动矫形控制训练，为这一问题提供了一种独特的解决方案。书中详细解析了针对脊柱侧弯的主动运动和被动运动相结合的训练方法，这种方法巧妙地借助弹力带的力量，为青少年脊柱侧弯患者提供了一种新的运动控制矫正训练方案。这种方法不仅注重身体的矫正，还考虑到青少年的生理和心理特点，具有较强的针对性和实用性。

希望本书的出版能够为青少年脊柱侧弯的防控防治提供更好的医疗保障，帮助更多的青少年摆脱脊柱侧弯的困扰，健康快乐地成长。同时，也希望能够引起社会各界对青少年脊柱健康的重视，共同为孩子的健康保驾护航。

解益

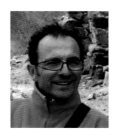

Emanuele Rovatti 1949年4月17日出生在意大利Modena省的Cavezzo市。1973年，他在米兰大学（the Università degli Studi di Milano）完成学业并获得了ISEF（高等体育学院）文凭。1970—1990年，他在米兰的几所中学担任体育教练。在2001年和2002年，他在Chieti大学医学与外科学院（the School of Medicine and Surgery of the Università di Chieti）获得了肌动学和康复肌动学专业文凭，并在2003年获得了该大学的运动科学学位。

1978—1994年，他担任意大利的田径管理机构（the Italian Federation of Light Athletics）Lombardy大区的技术助理。

1986—2006年，他担任Inzago Erre医学–运动中心的医学运动和功能康复负责人；1989—2008年，他担任Melzo"MEDI医疗中心（MEDI Care Center）"运动物理治疗部门的技术总监；1994—2008年，他还是该公司职业医学部门（the Occupational Medicine sector）的商业负责人。自2008年以来，他管理分别位于Melzo和Cassanod'Adda的两个Rovatti 计划®中心。

Emanuele Rovatti也是米兰各区和学校的青少年特发性脊柱侧弯治疗专家；他还是公司课程（意大利法律关于工作场所安全培训的626/94号法律规定）"负载下的适宜的运动和姿势矫正"和"VDT（视频显示终端工作者）中的肌骨风险"的讲师。他是一位获得认证的临床运动学专家，并以运动学和人体工程学专家的身份为保险公司及律师事务所进行审核；他曾担任运动人体科学和物理治疗研究生的培训导师。

他与很多专业组织建立了联系，如意大利全国临床运动学家协会（Unione Nazionale Chinesiologi，UNC）、意大利人体工程学学会（Società Italiana di Ergonomia，SIE）、脊柱侧弯研究学组（Gruppo di Studio Scoliosi，GSS）、意大利医学体操学会（Società Italiana di Ginnastica Medica，SIGM）、欧洲脊柱侧弯康复物理治疗学会（Groupe Européen Kinésithérapique Travail Scoliose，GEKTS）、托斯卡纳专家与顾问学院（Collegio Toscano Periti Esperti Consulenti）等。

他在Sergio Pivetta教授的指导下掌握了基于运动学和生物力学知识的训练方法。

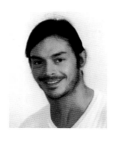

Marco Rovatti
1982 年 1 月 7 日出生在米兰。2007 年 10 月，他在米兰州立大学（the State University of Milan）获得体育和运动科学学士学位。之后，他获得了手法物理治疗（Massage Physical Therapy）的文凭。在职业培训过程中，他在 Rovatti 计划 ® 中心工作，并跟随其父亲的脚步对脊柱相关病理产生了兴趣。在 Rovatti 计划 ® 中心，他结识了许多在预防和康复矫正运动领域享有盛誉的专业人士和杰出人士。

他是经过认证的主动释放技术（Active Release Techniques®, ART®）治疗师，涵盖上肢、下肢、脊柱、长神经卡压、主动触诊和专家认证。他还获得了功能运动系统（Functional Movement Systems，FMS）、选择性功能性运动评估（Selective Functional Movement Assessment，SFMA）、泰特利斯特高尔夫表现研究院（Titleist Performance Institute，TPI）、OTZ（"one to zero"）健康教育系统和压力释放疗法（Stress Relief Method，SRM）认证。他是 Rovatti 计划 ® 中心物理治疗部门的负责人。

目前，他就读于米兰 SOMA 骨病学研究所。

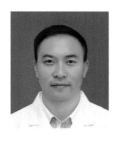

解益 博士，郑州大学第五附属医院康复医院康复医学工程（肌骨生物力学矫治与运动康复研究中心）主任，河南省康复医学工程研究中心执行负责人，河南省脊柱侧弯康复诊疗中心执行负责人。河南省康复医学会康复工程分会副主任委员，河南省医学科普学会足踝和脊柱异常矫治与运动康复专业委员会主任委员，白求恩精神研究会康复医学分会副会长，中华康复治疗师协会脊柱侧弯与体态康复专业委员会副主任委员，中国生物材料学会生物材料先进制造分会常务委员，中国康复医学会康复辅具应用专业委员会常务委员，世界中医药学会联合会小儿脑瘫专业委员会理事，《中国康复》杂志审稿专家。

参与《儿童脊柱侧弯早期识别与康复指导》《儿童扁平足早期识别与康复指导》《康复治疗师临床工作指南：矫形器与假肢治疗技术》《假肢矫形器技术与临床应用》《低温热塑矫形器的实用技术》《矫形器制作与临床应用》《手功能康复概论》等20余本专业书籍的编写，其中2本为主编、3本为副主编。发明专利2项（成功转化1项）、新型实用专利5项；发表论文30余篇；主持和参与省级课题5项；参与国家自然科学基金2项、国家重点研发计划"主动健康和老龄化科技应对"重点专项2020年度定向项目子课题1项。

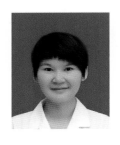

董安琴 博士，硕士生导师，副主任治疗师。香港注册国际认证作业治疗师，郑州大学康复医院副院长，郑州大学第五附属医院康复医学科副主任、科研与研究生办公室主任、康复治疗学教研室主任，美国明尼苏达州妙佑医疗国际神经再生与神经外科实验室研究学者。河南省康复医学会首届作业治疗分会主任委员、中国康复医学会首届手功能康复专业委员会副主任委员、中国康复医学会作业治疗专业委员会神经康复学组副主任委员、中华医学会第十二届康复教育学组委员。*Developmental Neurorehabilitation*、*Hong Kong Journal of Occupational Therapy* 等 SCI 杂志审稿专家。

擅长脑部病损、脊髓损伤、臂丛神经损伤、烧伤后手上肢功能障碍康复，重症康复治疗，老年帕金森病、阿尔茨海默病康复，以及冠心病全周期康复。研究领域为神经调控技术、手功能康复、老年冠心病康复、肌骨结构异常（脊柱侧弯、退行性脊柱侧弯、"X"型腿和"O"型腿、扁平足、高足弓、踝关节扭伤）、运动损伤、各种慢性肌骨疼痛等。主持国家重点研发计划"主动健康和老龄化科技应对"重点专项 2018 年度和 2020 年度定向项目子课题 2 项，参与国家重点研发计划项目 4 项，参与省重点科研课题 3 项，主持省、市、厅级科研课题 10 项。发表 SCI 论文 9 篇，中华及核心期刊论文 31 篇。

本书重点关注的是与脊柱侧弯有关的治疗，并不直接讨论脊柱侧弯，因为这在某种程度上是多余的。以下作者（也是意大利人）详尽地分析了这个主题：Paolo Sibilla，Stefano Negrini，Vincenzo Pirola和Sergio Pivetta（是我们比较熟悉的作者），以及其他许多作者。事实上，为获得关于这一主题的所有科学分析，我们参考了他们的研究和出版物。

为了方便介绍我们对治疗这些疾病的经验，我们提供了基础信息。从统计分析中得到的病理进展数据令人鼓舞，意味着40多年的工作，正如目前在数百名患者身上实施和操作的方法所产生的结果一样，非常令人满意。

因此，本书的目标读者是"从事脊柱侧弯治疗的专业人士"和对脊柱侧弯问题感兴趣的人。它既适用于需要参考资料的年轻治疗师或医生，也可供患者用作家庭康复的工具（因而本书可以成为其家庭治疗的一种工具，同时在康复过程中加深对自身脊柱姿势问题的认识）。

1974年，在米兰的一次会议上，我们已经开始谈论书中的方法并发表了一篇题为"弹力带在特发性脊柱侧弯治疗中的应用"的文章。今天，鉴于有关这种疾病的治疗方法和知识的更新，该方法又取得了许多长足进展。经过多年的工作，该方法现已注册为Rovatti疗法®。随着多年来许多病例的临床演变，该方法已得到广泛应用，一系列具体的工作方案被不断打磨、验证、完善，并针对每一个病例进行个性化设计。

Rovatti疗法®使儿童、青少年和成人都得到了治疗。在某些情况下，我们可以跟踪个人成长的时间跨度，长达许多年。在有些情况下，我们能够观察到同一家庭的两代人。对这项工作的热情及所取得的成果，一直是我继续朝着这一方向不断完善该工作方法的动力。

我们认为，在脊柱侧弯保守治疗和研究方面可能仍有许多其他的出发点可以扩展，我们希望这些资料可以成为我们年轻同事根据这一愿景继续工作的基础。

目录

第一部分

脊柱侧弯：从姿势评估到保守治疗

脊柱侧弯和运动疗法

运动疗法采用多种运动技术，如按摩、主动或被动关节活动、医疗体操、治疗性运动、物理辅助设备治疗技术和功能性锻炼。治疗师利用这些技术及所有相关的辅助技术来对脊柱侧弯进行治疗。

运动疗法已成功应用于脊柱疾病，特别是不同程度的特发性脊柱侧弯，包括从预后良好的脊柱侧弯姿态或倾斜到不可逆的结构性脊柱侧弯（包括矫形器治疗前后和手术治疗），以及伴有疼痛症状的成人脊柱侧弯。运动疗法也适用于穿戴矫形支具进行矫正的所有阶段。

无论是作为唯一的治疗建议，还是用于与骨科专家和外科医生的严格合作，运动疗法在姿势矫正和康复的长期任务中始终扮演着重要的角色。

运动疗法治疗脊柱侧弯的目标是矫正或遏制脊柱侧弯的进展、提高脊柱稳定性、改善神经肌肉控制、优化外观、遏制心理损伤，以及姿势康复和减轻疼痛、加强患者对自己身体的认识。

治疗师的基本任务是通过定期和反复地评估收集及提供所有必要的客观数据，以观察脊柱侧弯的进展，并始终与治疗团队合作。

通常，所有脊柱侧弯病例都需要使用弹力带进行三维矫形。逐步意识到自己的姿势、反应和矫正，从而逐步完善和内化新的、正确的身体结构——这就是Rovatti疗法®具体工作方案的目标。

1.1 姿势性脊柱侧弯和结构性脊柱侧弯

首先，我们必须全面区分姿势性脊柱侧弯（或功能性脊柱侧弯）和结构性脊柱侧弯（先天性脊柱侧弯，如轻度或重度特发性脊柱侧弯）（图1-1）。

姿势性脊柱侧弯是脊柱仅在冠状面上偏移，不涉及旋转。除了极少数病例，这种情况从来没有引起人们的关注。在这种情况下，预防性人体运动学治疗和多样化运动可以达到最佳的治疗效果。

与之相反，结构性脊柱侧弯意味着脊柱在三个空间平面上均发生偏移，即在冠状面、矢状面和水平面上发生偏移。

脊柱生理性后凸的减少发生在矢状面；侧弯发生在冠状面。此外，凸侧的椎

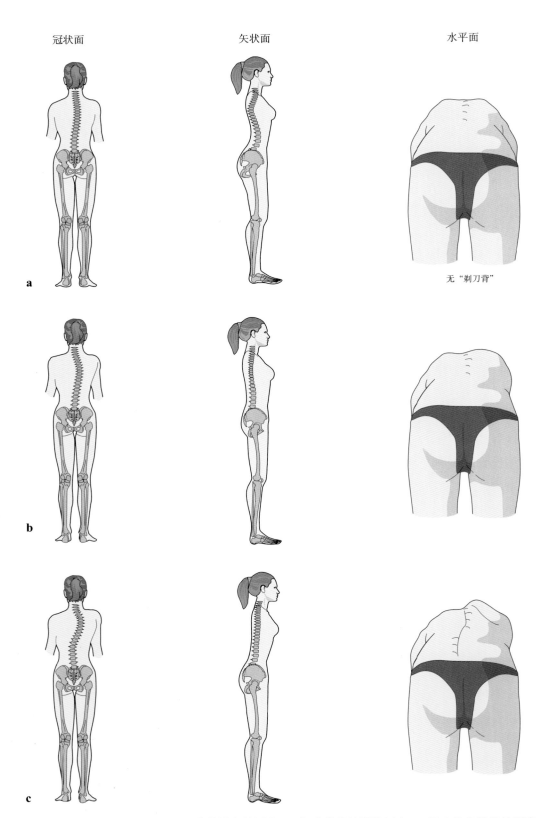

冠状面　　　　　　矢状面　　　　　　水平面

无"剃刀背"

a

b

c

图1-1　原发性脊柱侧弯偏移图：a.姿势性脊柱侧弯；b.轻度特发性脊柱侧弯；c.重度特发性脊柱侧弯

　　　　　　　　　　　　　　　　　　　　　　　　特发性脊柱侧弯弹力带保守治疗

骨（正常情况下）沿纵轴旋转，形成典型的"剃刀背"（在水平面上旋转）。脊柱侧弯本质上是脊柱的三维偏移：

- 矢状面前凸。
- 冠状面侧弯。
- 水平面旋转。

人们普遍认为脊柱侧弯会随生理发育和成熟而发展，并在青春发育期迅速恶化。女性通常在月经初潮前、中、后发生，而男性则在变声和出现其他青春期继发性成熟的体征时发生。以Risser征（骨骼成熟度指标）"0/1+""1+"和"2+"表示侧弯进展的最大风险。

正是在这个微妙的发展阶段，必须有策略地、精准地使用运动疗法和矫形设备。事实上，青春期的特点是身高和体重显著增长，以及荷尔蒙的变化，所有这些因素都是导致脊柱侧弯迅速加重的诱因。这与引起脊柱侧弯的原因无关。大多数脊柱侧弯，偏离脊柱生理曲度的原因不明，因此有人称之为特发性脊柱侧弯。

1.2 脊柱侧弯的分类

文献提出了许多脊柱侧弯和脊柱畸形分类的方法。有一种分类方法主要考虑了发病的原因，将脊柱侧弯分为功能性可逆型、结构性不可逆型，以及特发型，最后一类意味着无法将其发病归因于一个特定的原因（这种病例最多）。还有一种传统的分类方法，即根据脊柱弯曲类型对特发性脊柱侧弯进行细分，由此可分为合并（或双侧）脊柱侧弯和单弯型脊柱侧弯，后者又被细分为胸椎侧弯和腰椎侧弯。在现代术语中，许多作者（在Gruppo Studio

本书的这一章引用了一些作者和同事的名言和观点（名字在括号中注明）。这些都是作者希望在后续文章中独立追踪合作、比较和讨论的重点，因为它们是进一步描述运动疗法定义的基础。

Scoliosi中得到认可）都将脊柱侧弯描述为"原发性"和"继发性"。脊柱侧弯也可以根据侧弯的角度进行分类，即以度为单位对Cobb角进行客观测量。另有些作者倾向于根据发病年龄进行分类——婴儿脊柱侧弯、幼年脊柱侧弯、青少年脊柱侧弯、成人脊柱侧弯。为了完整起见，我们也认识到根据推荐的治疗方法进行分类的可能性，这种分类方法根据脊柱弯曲的客观测量度数，将脊柱侧弯大致分为三类：①建议定期进行矫形监督和运动疗法的脊柱侧弯；②需要矫形辅助和运动疗法的脊柱侧弯；③需要严格医疗监测、石膏背心（cast corset）矫形治疗和可能需要手术矫正的脊柱侧弯。

这些分类已被普遍接受和共享，本书也经常用来参考。但是，本书使用的主要分类系统是最现代的分类系统，它从脊柱侧弯相关的进展风险的角度考虑脊柱病理（图1-2）。

- A组：轻度脊柱侧弯或功能性脊柱侧弯。
- B组：结构性脊柱侧弯或先天性脊柱侧弯。
- C组：重度脊柱侧弯。
- D组：骨骼发育成熟时的脊柱侧弯。

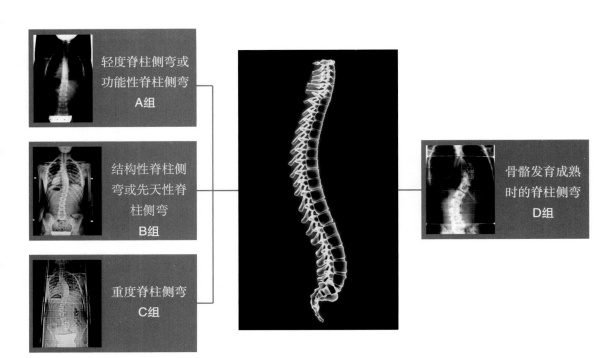

图1-2 基于脊柱侧弯进展风险的分类是Rovatti疗法®的基础

选择这种分类与Rovatti疗法®提出的康复方案构建有关,本书将对此进一步说明。

1.2.1 轻度脊柱侧弯或功能性脊柱侧弯

正常情况下,运动学检查"剃刀背"小于5 mm且旋转角小于5°的脊柱侧弯是轻度脊柱侧弯。

功能性脊柱侧弯一般不涉及水平面上的旋转。

其中许多病例为低龄患者。对于10岁

青少年脊柱侧弯

90%的脊柱侧弯病例是特发性的。特发性脊柱侧弯是一种复杂综合征的症状,涉及身体的不同功能(Sibilla)。在已被假设的原因中,最有可能的是身体结构、前庭功能和空间知觉的改变。也就是说,它与本体感觉障碍有关。对于本体感觉障碍者,脊柱的变形是恢复肌肉平衡的自然反应(Sibilla)。

脊柱在矢状面上的生理曲度发生变化(脊柱后凸或变直)时,脊柱会在冠状面上做出反应,以对那些在矢状面上机械性最弱的区域进行补偿(Lyon疗法)。

多样化的工作方案和对良好外貌的追求可能有助于增强年轻患者的心理动力,从而使其更积极地参与治疗。运动疗法(医疗体操或脊柱运动功能学)加上个性化的计划是获得满意疗效的一种绝佳手段。

以下的患者，很难形成"畸形意识"，因为他们的脑皮质仍未充分发育。对于这些低龄患者，建议进行休闲运动以改善协调和运动能力。只有到了后期，指标参数表明情况出现了恶化，才会实施康复治疗。出于预防目的，必须每半年对这些对象进行一次评估。

回顾关于特发性脊柱侧弯的文献，我们提醒读者，决定脊柱侧弯进展的预测因素包括侧弯类型、患者的年龄和骨龄、患者的性别和侧弯的严重程度（Sibilla）。第一个青春期体征标志着脊柱侧弯曲线进展达到最大时期的开始（Dimeglio）。正常情况下，30°是脊柱侧弯的临界值，如果患者处于发育期或青春期前，超过这个临界值，脊柱侧弯就会恶化（Perdriolle）。

关于功能性脊柱侧弯（也就是所谓的姿势性脊柱侧弯），我们提醒读者，姿势的好坏与骨骼系统、肌肉系统、脊髓、大脑之间的相互作用成正比，也与感觉系统的平衡成正比（Sibilla）。因此，我们始终建议进行本体感觉训练，因为外周感觉刺激（视觉、听觉、皮肤感受器）和本体感觉刺激（关节、肌腱、肌肉感受器）都可以使脊柱侧弯患者做出正确的姿势调整，如果不断重复，这种调整就会自动进行（Cristofanilli，Sibilla）。

图1-3展示了通过感觉-知觉能力进行运动。

请记住，运动疗法的目的不是矫正脊柱侧弯，而是教会患者一系列对他们自身病理情况有用的正确行为。随着时间的推移，这些行为应该被理解、内化，并成为自动反应（Stagnara；Mol-lon；De

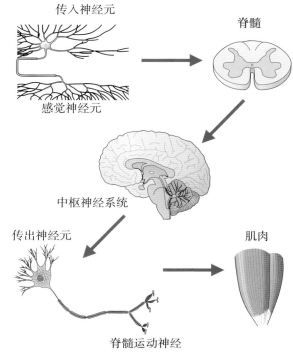

图1-3　通过感觉-知觉能力进行运动（Sibilla，1998）

Maurey；Negrini，1992）。"不是运动矫正，而是患者自我矫正!"

治疗方法

对于脊柱侧弯的治疗，最好有一个由各种专业人员组成的治疗团队，以确保对同一问题采取全面的方法和多学科的视角。该团队应由一名骨科医生和一名康复医生、一名运动学家和（或）一名物理治疗师组成，可能还需要包括一名专门研究与脊柱病理问题相关的心理学家、一名牙科医生（用以解决与牙齿不正有关的姿势问题）、一名整骨医生，还有一名矫形技师（用于评估和进行鞋垫及矫形器治疗）。如果对青少年和儿童进行治疗，适当的做法是协调行动，以便让家长和可能的教练员（如果该患者从事体育运动）参与进来。从严格意义上来讲，全科医生虽然不属于上述的治疗团队，但也有协调和监督治疗进展的任务。

治疗

对于轻度脊柱侧弯，治疗方法应包括在必要时对身体一些部位进行关节松动，但要避免在主弯区域操作，以防止侧弯进一步加重。另外，患者应该加强肌肉力量，提高平衡反应，改善协调性。

由于运动疗法可以提高抗重力肌肉力量并改善神经肌肉功能，它在功能性脊柱侧弯的治疗中发挥了重要作用。正如脊柱侧弯研究小组（gruppo studio scoliosi, GSS）的倡导者所肯定的那样，运动是运动疗法的积极实践。因此，建议采用与运动相关的运动疗法矫正姿势性脊柱侧弯。

最后，当然也是最重要的一点，在脊柱侧弯的治疗过程中应特别关注呼吸教育。

1.2.2 结构性脊柱侧弯或先天性脊柱侧弯

在治疗结构性脊柱侧弯和畸形时，最好有一个治疗小组（B组）。

脊柱共有4个生理弯曲，即颈椎前凸、胸椎后凸、腰椎前凸、骶椎后凸。如果这些生理弯曲的数量减少，脊柱会更加脆弱。最严重的脊柱侧弯病例是那些伴有明显平背的病例，因为矢状面生理弯曲减少会使脊柱在冠状面承受更大的压力（Sibilla）。

图1-4显示了在矢状面上维持生理弯曲的重要性，这些生理弯曲是用来支撑重力载荷的。生理弯曲的存在增加了脊柱对压缩力的抵抗性。

在直立状态下，对脊柱施加的压缩力（载荷和重力）会在椎骨和椎间盘上产生纵向和横向的载荷（根据力的平行四边形分解理论）。

由于椎体倾斜，这些力会引起正下方椎体向前或向后滑动，从而增加或减少其原有的生理弯曲。

因此，正如Kapandij所指出的那样，脊柱对载荷的抵抗力与矢状面上观察到的生理弯曲的数量（n）相关。特别是Kapandij将脊柱阻力（R）与生理弯曲的数量（n）的平方加1联系起来。

$$R = n^2 + 1$$

为了描述柱体的抵抗力，我们还可以

$$R = n^2 + 1$$

a. 矢状面生理弯曲变直	$0^2 + 1 = 1$	（R = 1）
b. 只有一个生理弯曲	$1^2 + 1 = 2$	（R = 2）
c. 有两段生理弯曲	$2^2 + 1 = 5$	（R = 5）
d. 有三段生理弯曲	$3^2 + 1 = 10$	（R = 10）

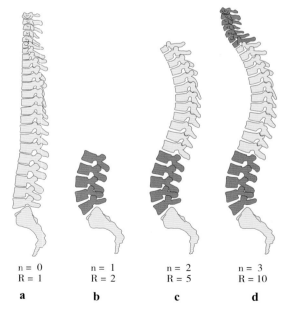

n = 0	n = 1	n = 2	n = 3
R = 1	R = 2	R = 5	R = 10
a	**b**	**c**	**d**

图1-4 根据Kapandij的观点，脊柱对载荷的抵抗力与生理弯曲数量的平方加1成正比

特发性脊柱侧弯弹力带保守治疗

考虑使用Delmas指数（I），它是柱体高度（H，在矢状面上测量从第1骶椎板到寰椎的距离）和延伸柱体长度（L，无生理弯曲后的长度）之间的比值，该值必须乘以100。即：

$$I = H \times 100/L$$

生理指标值约为95（生理极限为94~96）。

这种方法的缺点是只能通过评估解剖部位来获得Delmas指数。

Delmas因此证明了生理弯曲明显的脊柱具有动态功能性，而生理弯曲较不明显（或没有一个/多个生理弯曲）的脊柱具有静态功能性。

治疗方法

治疗较严重的脊柱侧弯病例（即平背、驼背的病例）时，通常不进行伸展运动，因为伸展运动会增加脊柱侧弯和特定椎体旋转的度数。

对于渐进性结构性脊柱侧弯，可以进行矫正性伸展训练，但要特别注意恢复正常的矢状面曲度。在这种情况下，康复治疗师的能力强有助于区分患者的侧弯类型，以及评估何时何地实施这些训练。为了适时调整治疗方案，必须定期评估脊柱的灵活性/僵硬性、肌肉张力/营养状况，以及患者的运动敏感性。

被诊断为结构性脊柱侧弯或脊柱畸形的患者通常需要穿戴矫形器进行治疗。对于这些患者，必须制订个性化的治疗方案，包括认知训练、本体感觉训练、呼吸训练、有氧增强训练和穿戴矫形器进行的矫正训练。

目前，最常用的矫形器有适用于双弯的"改良版里昂"矫形器，适用于腰椎侧弯的"La Padula"矫形器，适用于双弯的"色努（Chenêau）"矫形器，以及"Sforzesco"和"密尔沃基（Milwaukee）"矫形器。对于后者，应制订一个治疗方案，包括后凸训练、穿戴矫形器的营养训练和本体感觉训练。此外，还应特别关注呼吸教育。近期，"密尔沃基"矫形器（一种可使矢状面脊柱后凸变平的矫形器）被用于治疗青少年或儿童的脊柱后凸畸形。

轻度脊柱侧弯患者需要进行胸式和腹式呼吸训练，病情较重的患者还必须进行矫正性呼吸训练，即尝试将躯干塑形成正确形态的训练。等长训练对激活椎旁肌群的姿势维持能力也是很有用的。

脊柱侧弯患者的不对称运动应在整体改善的基础上进行，不应造成新的张力或错误的脊柱变直（Lyon疗法）。治疗的目的是，在穿上矫形器之后的阶段，通过在空间和时间上重组自身的动作来达到一个新的姿势模式（Viel）。根据Sibilla的观点，特发性脊柱侧弯的代偿可以通过图1-5所示的流程来实现，在制订矫正方案时应仔细参考这个图表。

治疗结构性脊柱侧弯应以呼气训练为主，以获得更好的塑形效果。过于注重吸气可能会导致胸腔变形，因为肋间肌会增加旋转（里昂训练）。在结构性脊柱侧弯的病例中，运动疗法的目的是产生一种本体感觉的"天然矫形器"。

一个人的运动经验越多，运动能力就越强。运动能力是学习的结果，随着重复

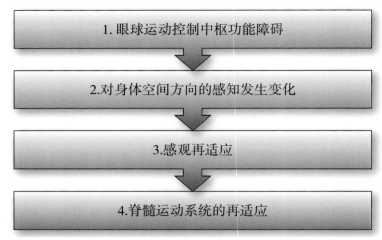

图1-5 特发性脊柱侧弯的代偿（Sibilla）

里昂训练

　　"不是运动矫正畸形，而是患者自我矫正"，这是里昂疗法实施的前提和要点，该流派诞生于法国里昂马苏斯医学和脊柱外科中心（Centre Médico-Chirurgical des Massues），由法国多位骨科专家、理疗师和物理治疗师共同创立。从20世纪50年代后半期开始，这些专家作为一个团队开展了大量的研究工作，并成为脊柱侧弯研究领域的标准制定者。其中，我们特别纪念Stagnara、de Mauroy、Charrière、Mollon、Ollier和Perdriolle，他们对脊柱侧弯的三维性和特发性脊柱侧弯病例中胸椎前凸趋势所做出的贡献是现代脊柱侧弯运动疗法治疗的基础。Rovatti疗法®本身起源于里昂流派，并正是从这些基本概念出发，提出了使用弹力带来"康复"和"塑造"脊柱的新疗法，以寻求在三个空间平面上的矫正。弹力带就像治疗师的手一样，教会患者感知、内化和自我矫正。

　　在此期间，里昂马苏斯中心在脊柱侧弯治疗专业人士和脊柱病理学研究人员中享有盛誉。许多意大利专业人士都在这里接受了理论和实践指导。

　　里昂疗法一直在寻找新的运动疗法、外科和矫形方法，以及关于临床评估定义的方法，而其中构成里昂疗法最有趣的理论基础是不拒绝来自其他流派科学证据的原则。

　　矫形外科医生Stagnara的工作对建立一种平衡方法及规划非机械性神经运动康复（脊柱侧弯患者存在平衡问题）至关重要，进而规划非机械性神经运动康复训练。里昂流派疗法的建构就是从这一点出发，通过刺激和改善平衡功能，以寻求正确的姿势。最后，对于患者（必须学会自我矫正，必须成为自己康复之路的主角）来说，认知是基础。为此，记录客观数据，对这些数据进行长期比较，不仅要认识到脊柱的缺陷和畸形，还要认识到通过长期保持正确姿势以寻求自我矫正轨迹和新的身体模式，这些都是非常重要的。需要积极参与训练，与患者分享通过训练取得的疗效，并将收集的客观数据记录在案。

而自动形成。

1.2.3　重度脊柱侧弯

结构性脊柱侧弯达到40°/50°的病例属于C组，这一界限代表了明显的侧弯进展指数。即使在骨骼发育达到Risser 5+ 后也是如此（里昂流派），Risser 5+表示骨骼发育完全成熟。这种类型的脊柱侧弯患者通常必须进行手术治疗。已有研究证明，良好的术前体能准备和特定的方案有助于治疗的成功。术前，必须为患者安排预备性训练，即为了恢复更大的活动能力，可在矫形手术或外科治疗前进行关节活动训练。术后，在不穿戴矫形器的情况下，患者要进行全身运动和以减少肌肉紧张为目的的牵伸训练、平衡-节奏-灵活性-协调性训练，以及上肢和下肢肌力训练，但是应该注意避免在手术矫形部位进行训练。

患者穿戴矫形器时，建议进行常规肌力训练，包括矫正不对称训练、牵伸训练和在反旋状态下的呼气肌训练。此外，必须进行训练以提高患者的最大摄氧量。在穿戴矫形器的几个月中，主要目的是建立良好的肌肉框架。我们在此提醒读者，椎体不稳与躯干肌肉力量减弱有关。

综上所述，表1-1概述了两种推荐的运动疗法方案的关键点：去除矫形器后依然存在严重的畸形和术后早期康复阶段。

1.2.4　骨骼发育成熟时的脊柱侧弯

针对最后一组脊柱侧弯类型（D组）进行的运动疗法主要通过使用弹力带进行，一般适用于成人，即骨骼发育完全成熟的畸形。

表1-1　运动疗法康复方案

去除石膏背心并穿上矫形器后的运动疗法
树立矫正认知
协调能力训练
本体感觉和外部感觉刺激训练
常规训练
人体工程学概念
适度的体育活动训练
"结构性脊柱侧弯或畸形"组的训练
术后运动疗法
小心避免过早给手术部位施加压力的训练
骨盆和肩胛带松动训练
呼吸训练（促进呼气）
对本体感觉和外部感觉刺激的感知训练
有利于自发性运动且符合人体工程学的训练
适度的体育活动
降低肌张力的牵伸训练

对于疼痛型成人脊柱侧弯，运动疗法方案包括牵伸训练、颈椎/胸椎的牵引、"剃刀背"的重塑和矫正、上肢和下肢的肌力训练，以及常规运动活动训练。

在探讨成人脊柱侧弯疼痛的话题时，必须注意通常伴有骨质疏松症或骨关节炎的患者。在这些病例中，合理而有针对性的运动疗法必须考虑以下多个问题。

· 警惕特别危险的部位。

· 利用最大有氧能力。

· 肌肉强化，最好是等长肌力训练。

· 渐进的、个性化的、持续的运动活动训练（考虑年龄和性别，注意评估患者的功能）。

应该特别注意关节活动训练：脊柱的关节活动训练通常是禁忌的，因为随着时间的推移，更大的灵活性可能加大脊柱侧弯的恶化。出于止痛的目的，脊柱外关节的活动是有用的，它可以减少对脊柱内源性和外源性的需求。

姿势和运动功能评估

正确的姿势和运动功能评估是制订运动方案的基础，也是确定患者脊柱问题和治疗方案不可或缺的检查。它包括分析性检查和可能的比较性检查，以收集有用的信息并制订个性化治疗方案。收集客观数据，将客观数据与姿势控制检查的结果和数值进行比较。在矫正治疗过程中，应定期进行姿势再评估（运动学检查），大约每6个月进行一次。

对于每个接受治疗的患者或病例，都有必要准备一份患者档案，记录患者的临床病史、治疗及矫正路径等所有可能的数据，并随后进行比较。

运动学检查分为不同的阶段，对患者进行一系列的测量和测试，包括：

- 姿势运动学检查。
- 功能运动学检查。

评估的第一部分是姿势运动学检查，重点关注患者不同体位的静态–动态形态（图2-1），包括冠状面检查（图2-2）、矢状面检查（侧位）、前面和背面观察、躯干前屈时的侧面观察（Adam试验）、直立位远程放射成像。

评估的第二部分是功能运动学检查，重点关注肌肉张力和关节活动度，以上是制订个性化康复方案的基础。

运动学家用于姿势和功能运动学检查的工具多种多样，包括：用于评估骨盆或下肢平衡的楔形垫、数码相机、动态关节角度计、铅锤、用于测量周长的可伸缩卷尺、记号笔、脊柱侧弯测量尺（scoliometer®）、"剃刀背"测量尺（图2-3），以及固定在背光板上用于读取X线片的Cobb角的尺子（Cobbmeter）。最后，在运动学家的办公室，我们还不能忽略用于形态学评估的脊柱矢状面度数测量尺和足底镜。

2.1 患者档案

在运动学检查过程中，专业人员会为每个患者编制一份患者档案，在显示所有相关数据的同时，按照采取的矫正路径记录患者的治疗进展。患者档案必须包含以下信息，并附图像。

- 完整的脊柱侧弯病史及检查日期。
- 患者个人信息。
- X线影像数据。

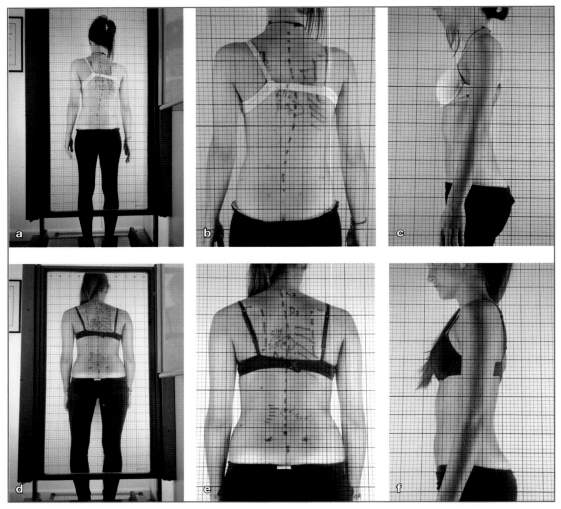

图2-1 两名伴有不同程度脊柱侧弯患者的姿势评估。在正位静态姿势下，借助仪器对冠状位（b，e）和矢状位或侧位（c，f）进行评估。体态对青少年患者具有强烈的心理和动机影响，体态评估需要每半年进行一次并加以对比

- 静态和动态姿势数据。
- 摄影评估。
- 个性化治疗计划的建议。

如今，现代技术（计算机设备和专用应用程序）创建图像比以往任何时候都更简单、更直接，并能对不同阶段进行编号，因此患者也更容易获得图像。

2.2 姿势运动学检查

运动学家将患者的个人信息和家庭信息准确地收集到患者档案上，以便进行运动治疗评估。在进行检查中的一系列评估之前，必须正确标出所有标志点，以便客

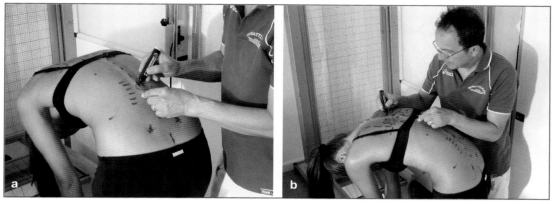

图2-2 冠状面形态检查：测量脊柱棘突和"剃刀背"。所有标记点均突出显示，以便进行客观测量。脊柱棘突（a）和"剃刀背"（b）的标记

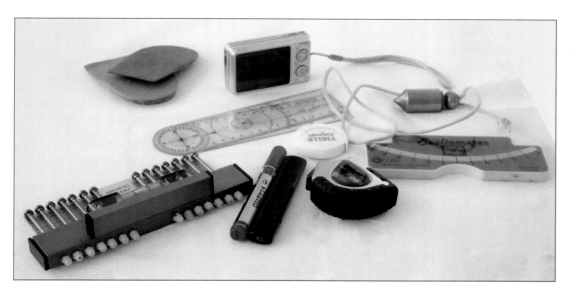

图2-3 姿势运动学检查仪器。顺时针方向：用于评估骨盆或下肢平衡的楔形垫、数码相机、量角器、铅锤、脊柱侧弯测量尺、量尺、可伸缩卷尺（周长测量）、记号笔、"剃刀背"测量尺

观地进行仪器测量。运动学家使用记号笔来完成这项工作。本部分图中显示的是对两名不同程度脊柱侧弯患者进行相同的评估。

2.2.1 肩关节和肩胛骨的对称性

进行这项评估时，患者取静态站立位并保持正确的姿势。在患者背后用笔标记，便于观察，可以显示肩关节和肩胛骨的对称性或可能的不对称性。运动学家会仔细评估肩胛骨的上角与下角轮廓（图2-4）。

2.2.2 腰部三角区

腰部三角区是由手臂内侧轮廓与臀部

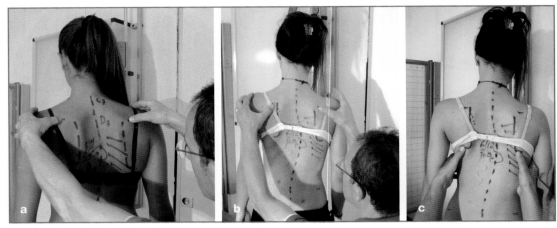

图2-4　姿势运动学检查，冠状面形态评估：肩胛骨和肩关节的对称性，上轮廓（a，b）和下轮廓（c）

侧面轮廓形成的空间。在腰背部脊柱侧弯患者中，脊柱逐渐加重的侧弯会导致腰部三角区的缩小和变形，这是脊柱侧弯存在或恶化的标志。使用钢卷尺进行测量时，患者处于直立位，从背后进行测量（图2-5）。

2.2.3　枕骨轴

　　该检查用铅锤评估枕骨轴是否有偏移。必须评估枕外隆凸与臀沟之间的对齐情况。正常情况下，铅锤必须位于该线的中心。左右偏移可能提示脊柱侧弯（图2-6）。

　　相反，平衡的枕骨轴是脊柱侧弯矫正预后良好的一个因素。

2.2.4　影响身体其他部位的异常现象

　　完整的形态学检查必须考虑到身体其

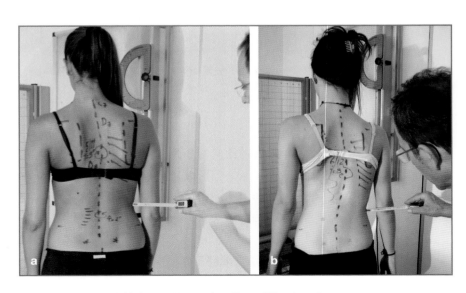

图2-5　姿势运动学检查，冠状面形态评估：测量腰部三角区

特发性脊柱侧弯弹力带保守治疗

他部位的异常，特别是胸、膝、足、颞下颌关节，以及任何与之相关的牙齿咬合问题（图2-7）。使用足底镜可以对足底支撑进行评估（图2-8）。

2.2.5 矢状面生理弯曲分析

分析脊柱矢状面的生理弯曲极其重要。测量在直立位进行，通过铅垂线和钢尺定位在矢状面进行评估（图2-9）。下图标出了三个合适的测量点：

- C7（最大凸度；C：颈椎）。
- T12（T：胸椎）。
- L4（最大凹度；L：腰椎）。

图2-10为矢状面生理弯曲的生理参数。

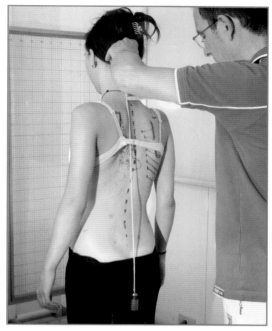

图2-6 姿势运动学检查，冠状面形态评估：测量 C7脊柱的悬垂偏移量

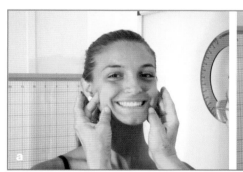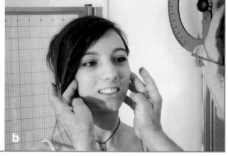

图2-7 冠状面检查：牙齿咬合评估

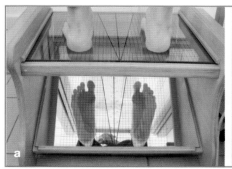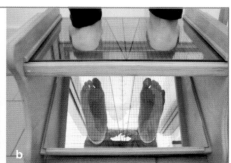

图2-8 冠状面检查：用足底镜评估足底压力

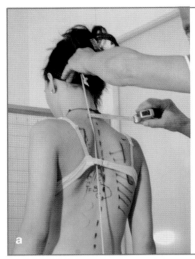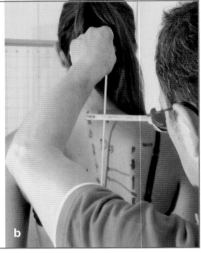

图2-9　姿势/矢状面运动学检查：在C7测量脊柱后凸的情况（在T12也可重复测量）

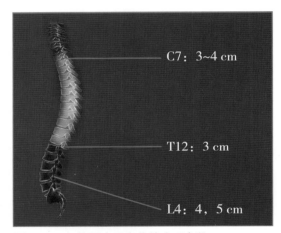

图2-10　矢状面生理弯曲的生理参数

C7：3~4 cm

T12：3 cm

L4：4，5 cm

2.2.6　骨盆的平衡

当患者处于直立位时，必须仔细评估骨盆的平衡，以显示是否存在任何异常。

标志点是髂嵴（图2-11）。从身体前方和背后进行评估。

- 髂前上棘（anterior superior iliac spines，ASIS）。
- 髂后上棘（posterior superior iliac spines，PSIS）。

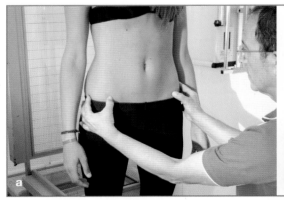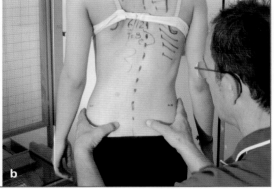

图2-11　骨盆的平衡：评估髂前上棘（a）和髂后上棘（b）

特发性脊柱侧弯弹力带保守治疗

2.2.7 "剃刀背"的测量

分别在前屈位（前屈试验或Adam试验）对胸椎和腰椎的"剃刀背"进行评估与测量。前屈测试包括躯干前屈，同时保持下肢伸展，这可以评估一个或多个"剃刀背"的情况。使用两种仪器进行测量，即脊柱侧弯测量尺和"剃刀背"测量尺，并对所有"剃刀背"进行重复测量（图2–12）。

脊柱侧弯测量尺可以客观地测量顶椎的旋转程度，以度为单位读取。

Magri"剃刀背"测量尺以毫米为单位评估"剃刀背"的高度。

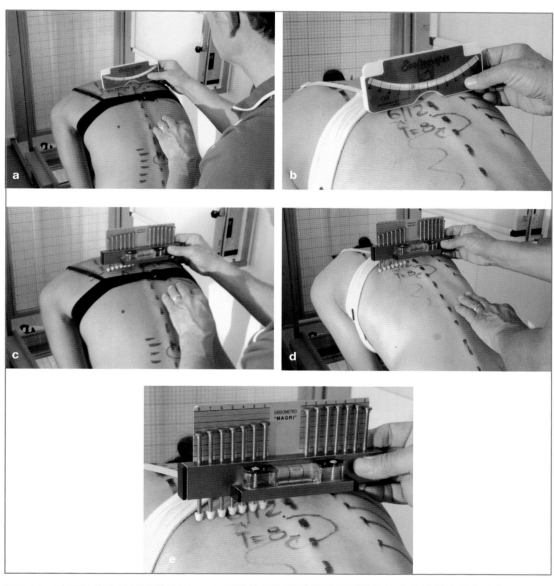

图2–12　前屈时的姿势运动学检查。a,b.用脊柱侧弯测量尺测量顶椎旋转度（读数单位为度）；c,d.用Magri"剃刀背"测量尺测量右侧"剃刀背"（读数单位为毫米）；e.仪器的放大图

2.2.8 脊柱侧弯可恢复性的评估

与之前的评估一样，患者保持前屈位，然后通过交替向左、右移动躯干，慢慢移至侧屈位（图2-13）。这就可以根据定义的参数来评估脊柱侧弯的可恢复性。

- +：完全可以恢复。
- ±：部分可以恢复。
- −：完全不可以恢复。

"+"表示侧弯时出现所谓的"剃刀背"倒置，这是预后良好的标志（非结构性脊柱侧弯）。"±"表示中间情况，表现为侧弯时"剃刀背"消失。最后，"−"表示结构性脊柱侧弯的不可恢复性（预后不良）（图2-14）。

2.2.9 影像学对矫形的评估

在脊柱侧弯病例中，脊柱冠状面X线检查可以评估椎弓根的旋转程度——从正常状态（两侧椎弓根均可见）逐步发展为病理状态，直到完全隐藏（图2-15）：

- 轴上为0（生理状态）。
- +。
- ++。
- +++。
- ++++（椎弓根完全隐藏）。

我们在此提醒读者，X线片是二维图像，但脊柱侧弯是三维畸形。此外，将影响报告转换为数字格式相比传统胶片的方法会增加测量难度，同时也增大误差范围，因为图像并非真实比例。为了确保测量的准确性，图像比例的精确性至关重要（小于实际比例的图像表示会增加解读中的误差可能性）。

如今，已有报告对脊柱进行三维分

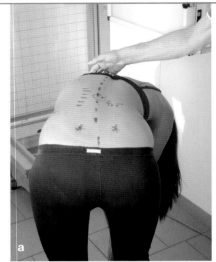
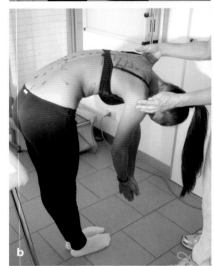
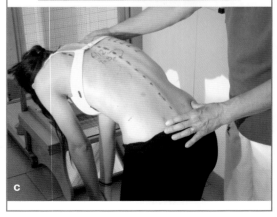

图2-13　在左、右侧屈体位躯干前屈下进行评估，以验证脊柱侧弯的可恢复性（a）；右视图（b）和左视图（c）

特发性脊柱侧弯弹力带保守治疗

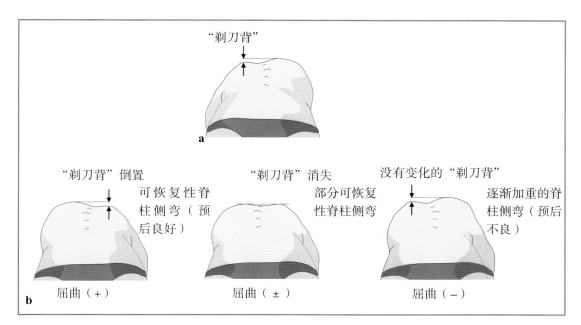

图2-14　在完全可以恢复性脊柱侧弯患者、部分可以恢复性脊柱侧弯患者和完全不可以恢复性脊柱侧弯患者中，分别评估从前屈位置（a）到侧屈位置（b）的脊柱侧弯曲线可恢复性

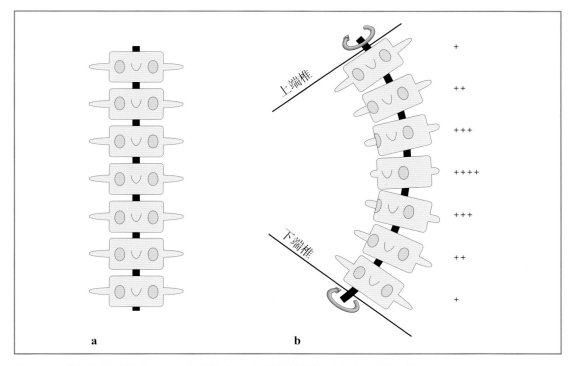

图2-15　椎弓根的旋转度：生理性脊柱（a）和结构性脊柱侧弯（b）的冠状图

析，如光栅立体成像，这是一种非常精确和微创的分析方法。

2.2.10 Risser征

为了确定骨成熟指数，在髂骨与髂骨翼融合的过程中（图2-16），使用骨盆X线观察髂骨骨化的存在或缺失。术语"Risser征"表示骨化的不同状态，即从无骨骺到出现骨骺（Risser1）、形成更多骨骺（Risser 2）、从外侧向髂骨融合（Risser 3）、向内侧延伸（Risser 4）直至与髂骨融合（Risser 5，骨完全成熟）。

2.2.11 肋骨倾斜度观察

这一观察也在冠状面X线片上进行。该检查可以验证脊柱侧弯凹侧肋骨的水平程度和凸侧肋骨的垂直程度（图2-17）。

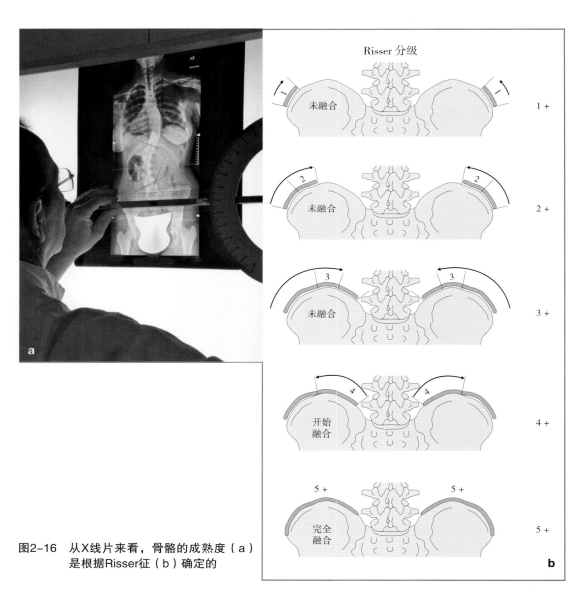

图2-16 从X线片来看，骨骼的成熟度（a）是根据Risser征（b）确定的

特发性脊柱侧弯弹力带保守治疗

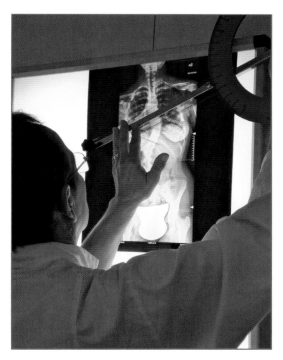

图2-17 在X线片上观察肋骨的倾斜度，显示肋骨本身的纵轴

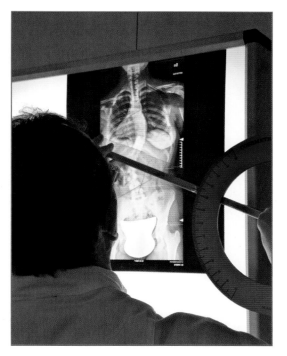

图2-18 Cobb角的测量：找出上端椎的上缘和下端椎的下缘，画出垂直于其水平轴的线；这些线条相交所形成的角度即为Cobb角

2.2.12 脊柱侧弯Cobb角的测量

使用Magri Cobb角测量尺在冠状面X线片上进行测量，减少了人为误差的可能性。该装置明显便于准确测量。使用该仪器可以找到上、下端椎末端所在的直线。两个测量值的总和就是脊柱侧弯的弯曲程度（图2-18）。在找到与这两条直线分别垂直的直线后，也可以用量角器来获得测量值。两条线的交点表明脊柱侧弯的弯曲程度。

2.2.13 脊柱后凸、前凸角度的测量

这一测量是在矢状位X线片上进行的，测量方法是将Magri Cobb角测量尺对准脊柱后凸的上端椎，然后再对准下端椎来获得测量值。对脊柱前凸曲线进行类似的测量。一旦描画出与上、下端椎相切的直线，Magri Cobb角测量尺就可以快速、直接地读取脊柱后凸、前凸的度数（图2-19）。

2.3 运动功能评估

运动功能评估主要用于评估患者的关节活动度和肌张力。该检查不是为了判断是否需要手术治疗，也不属于临床评估，而是评估运动人员是否能在健身房进行并不断更新个性化训练的能力。Rovatti疗法®所建议的检查是通过一系列评估来实施的，具体操作方法如下所述。如果有必要，可以对两名伴有不同严重程度的脊柱侧弯患者进行相同的测试。因为比较的即时性可以使当前的评估更容易被理解。

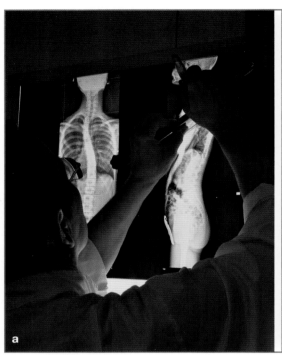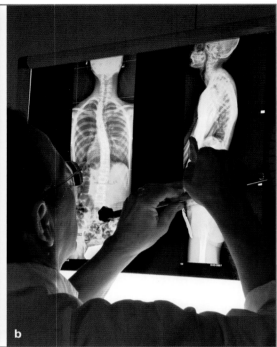

图2-19 脊柱后凸、前凸角度的测量：脊柱后凸角度（a）；脊柱前凸角度（b）

2.3.1 腰大肌柔韧性评估

该检查采用仰卧位，骶骨位于治疗床边缘。待检查肢体（图2-20中的右下肢）被动下落，以评估其张力。左下肢被拉向胸部，以避免任何可能使测试无效的腰椎代偿。

2.3.2 骨盆后倾和腹部控制

患者仰卧在治疗床上，保持膝关节屈曲。在进行检查之前，需教导患者如何调整和保持骨盆后倾，即会阴肌收缩，同时骨盆后倾。

一旦达到适当的骨盆后倾位，头部和手臂小幅度抬起并保持不变，直到腹部肌肉（主要是腹直肌）感到强烈的张力。该检查用于评估腹部控制能力、脊柱后凸和

肌张力（图2-21）。

2.3.3 躯干前屈

躯干前屈测试也称为弯腰测试或Adam试验，其不仅用于测量"剃刀背"和评估侧弯的可恢复性，还用于评估脊柱的功能和脊柱后凸的能力。

2.3.4 胸肌牵拉测试（骨盆后倾位）

该检查评估的是胸肌的柔韧性。患者在治疗床上取仰卧位，屈膝进行检查（图2-22）。

2.3.5 主动脊柱后凸

主动脊柱后凸特别重要。患者在治疗床上取四点跪位。身体重量均匀分布在手臂和腿上，手向外旋转（译者注：双手掌

特发性脊柱侧弯弹力带保守治疗

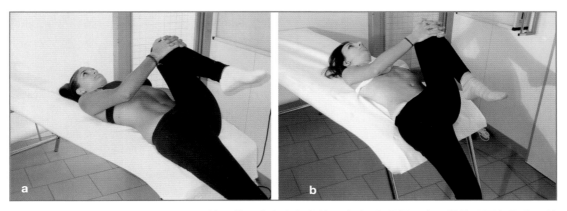

图2-20 运动功能评估：腰大肌柔韧性评估。高张力状态的肌肉（a）使得腰大肌的伸展更加困难。放松状态的肌肉（b）有助于患者进行极限伸展

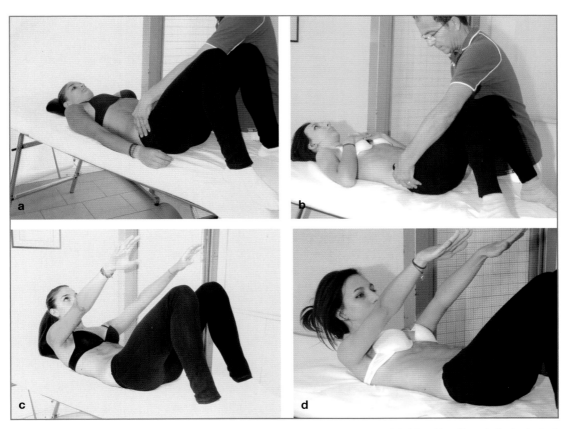

图2-21 运动功能评估：在两个案例中了解骨盆后倾的姿势（a，b）和腹部控制的评估。患者（c）成功完成脊柱后凸，而在第二个病例（d）中，由于脊柱侧弯的程度更为严重，患者表现出脊柱后凸完成困难（结构性平背的病例）

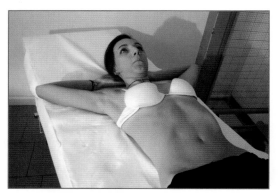

图2-22 运动功能评估：胸肌收缩

根相对），以便肩部参与训练。患者主动
脊柱后凸（背部呈拱形），骨盆保持后倾
（图2-23）。

2.3.6 主动脊柱侧屈

该测试在患者直立时进行，并在冠
状面后侧进行评估。患者身体分别向左、
右两侧侧屈，并用测量尺测量手到地面的
距离，以评估躯干在冠状面上的灵活性和
左、右两侧之间的对称性（图2-24）。

2.3.7 眼动测试

患者进行几次从一只脚到另一只脚的
小跳跃，同时在一只手和另一只手之间交
换指挥棒。该测试用于评估手眼控制和协
调的能力（图2-25）。

2.3.8 协调能力评估测试

最后，因为许多患者存在平衡问题，
因此需要进行一些测试来评估其协调能力
（协调性、节奏感、灵活性、平衡性）、
本体感觉、本体感受器或迷走神经信息的
输入和输出是否存在问题。以下为测试的
范例：患者俯身，单腿支撑保持平衡（左
右交替），每侧至少维持10 s以测试患者的

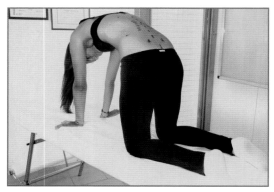

图2-23 运动功能评估：主动脊柱后凸

平衡能力；直立，单腿站立，保持平衡，
另一侧腿抬起，要求患者保持平衡大约
10 s。在这种情况下，先抬起一侧下肢，然
后再交替抬起另一侧肢体，重复测试（图
2-26）。

这些测试是在睁眼的情况下进行的，
然后在闭眼的情况下重复进行测试。

2.4 矫形器适用性评估

如果专科医生开具了矫形器处方，治
疗师或运动学家必须在评估后创建一份报
告表，包括使用适应证、饮食指导、康复
矫形数据分析和比较。

2.5 咨询

在对幼儿和青少年通过运动疗法矫正
特发性脊柱侧弯时，应从与青少年及其家
人的初次信息交流会议开始，从而为其他
家庭成员积极参与治疗提供咨询服务。家
庭成员承担起管理和治疗青少年脊柱侧弯
的责任是至关重要的。应就矫正计划、运
动治疗的持续时间、正在实施的具体和个
性化治疗计划及治疗目标向家属提供相关

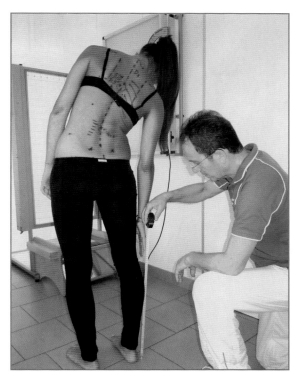
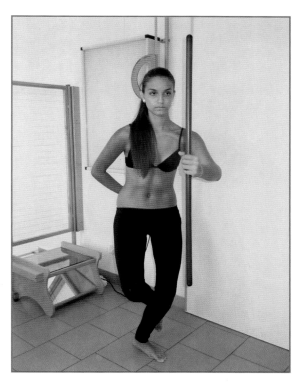

图2-24　运动功能评估：测量上半身在冠状面的侧屈能力（躯干活动能力）

图2-25　运动功能评估：眼动测试

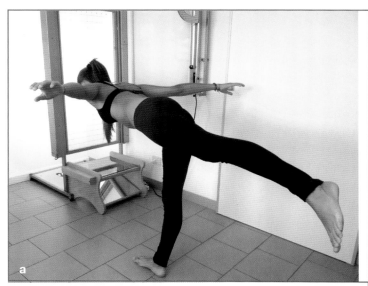
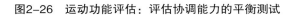

图2-26　运动功能评估：评估协调能力的平衡测试

答复。

事实上，需要重申的是，青少年脊柱侧弯患者可能存在心理问题，这不仅是因为畸形或脊柱侧弯本身，还因为难以接受所提出的治疗和康复路径（特别是矫形器）。根据我们的经验，在专业团队中进行治疗的效果最好。这个团队应该由所有可能对患者有帮助的专业人士组成，除了运动学家和骨科专家，还应有矫形师、物理治疗师、病理学专家和心理学家。

2.6 个性化治疗计划和运动方案

一旦选择了要进行的训练类型及其可能的顺序（必须是个性化的），为了正确实施矫正方案，治疗师根据自己的专业知识和经验，并根据每次训练的强度、持续时间、节奏和难度调整相关参数，以及进行定期检查（表2-1）。治疗师应持续评估这些练习，并在必要时进行调整。随着患者本体感觉的增强和训练水平的提高，治疗师需要引入新的训练。一些矫正性训练需要同时使用两个或多个弹力带，实际上要求患者具备一定的本体感觉经验和对练

习的主动意识。

姿势-功能运动学检查中获得的数据对于评估制订工作方案时关注的多个关键参数是必要的。所选的练习旨在进行整体性的运动疗法。

表2-1　个性化治疗的目标

更好地了解自己的身体
在空闲时研究自己的身体
加强腹部肌肉，特别是腹横肌和腹斜肌
改善协调能力，从而加强本体感觉的敏感性（关节、肌腱和肌肉神经末梢）
脊柱侧弯姿态的自我认知
加强躯干肌肉力量，从而增强椎体稳定性
寻找更好的姿势张力，以减少在负荷下发生的损伤
呼气时集中注意力以达到更好的塑形效果
使治疗方式尽可能地多元化，寻求良好的审美，以获得更大的心理动机，从而更积极地参与到自己特定的治疗计划中

Rovatti 疗法®

获得对自己姿势、反应和代偿的感知，从而纠正、完善和内化一个新的、正确的身体模式，这便是Rovatti疗法®特定工作方案的核心方法与目标的简要概述。

Rovatti疗法®的理论基础源自里昂流派（Lyon school），并以该流派的基本概念为基础，提出新的治疗方法并实现指定的目标。

Rovatti疗法®不断研究和应用弹力带，并将其作为恢复和重塑脊柱的一种工具，以寻求在三个空间平面上的矫正。使用的弹力带就像治疗师的手一样——它们缠绕并塑造要治疗的区域，教会患者感知、内化和自我纠正。

3.1 建立新的身体模式

正如Sibilla经常重申的那样，姿势是复杂的运动协调过程的最终结果，其涉及各种生理、感觉神经和肌肉系统的协同作用。在动态条件下，良好的姿势和运动协调是"完美的"主动运动行为的前提，也是医疗运动的目标。

对于椎体病变、畸形和真正的脊柱侧弯，必须确定以构建身体模式和建立正确姿势为目标的矫正治疗路径。治疗师（在整个治疗团队的支持下）和患者共同努力实现这一目标，根据患者的需求、年龄和病理状况实施个性化的治疗方案。

这项治疗的核心部分由使用弹力带进行的训练组成（基础练习将在后续章节进行描述），也可以在健身房以小组形式进行训练。除此之外，个性化的工作还需要一般的和特定的运动活动，以及在不使用弹力带的情况下进行的有氧训练。所建议的康复方案中另一个需要补充的部分包括人体工程学原理和正确的运动行为表现，以便在日常生活中重复这些动作，并在健身房和特定治疗时间之外成为自身正确的习惯。

根据定义，人体工程学是一种利用生物医学、工程学和社会心理学知识来分析、评估和构建需要与使用者交互的简单或复杂系统的技术。在医疗运动领域，人体工程学是肌肉骨骼功能的同义词（静态和动态），充分遵从骨关节结构的生理学和运动行为的表现。脊柱支撑结构被动活动（椎体、椎间盘、韧带）和主动活动

（神经、肌肉、器官）之间的整合转化为运动。在脊柱生理性弯曲的情况下，生物力学功能会减少肌肉的作用力，利用重力来调控肌肉收缩。

此外，旨在减少心理-肌肉紧张（脊柱侧弯患者常见的临床症状）的放松技术对完成该计划是有用的。在健身房，可以在治疗师的指导下和理想的人体工程学条件下进行简单的放松训练。此时需要患者全神贯注，在治疗师的引导下感知自己的身体、与地面的接触，以及自然的呼吸，从而达到"放松"的状态。这样做的目的是缓解紧张。通常，影响正确姿势的脊柱疼痛是由焦虑、压力和对自我身体管理不善引起的。

3.2 通过弹力带辅助进行脊柱三维矫正训练

Rovatti疗法®的独特和积极方面在于将弹力带视为治疗师的手，在三维空间塑造脊柱。由弹力带所提供的力的感知有助于提高患者对矫正的敏感性。在训练过程中，呼吸分为两个阶段：第一阶段为短暂吸气阶段，主要为训练做准备；第二阶段为缓慢而延长的呼气阶段，从而减少由骨关节结构和肺实质弹性下降引起的胸肌收缩的张力。

当本体感觉传入减少时，弹力带的不稳定性也是一种对神经运动控制的刺激。表3-1汇总了通过使用弹力带可实现的目的。

弹力带由乳胶制成，并选取低过敏性、高延伸性材料。它的主要特点是方便、安全和适应性强，可以移动渐进性阻

弹力带的选择由治疗师根据患者的情况进行。不同年龄、性别、身高、力量和基本情况的人在进行相同的运动时需要使用不同的弹力带，但效果相同。在以下篇章中患者和模特所使用的弹力带不应被视为训练时的唯一选择。

力的骨性杠杆。这些特性允许患者在三维空间中进行等张训练（渐进性强度）、向心训练、离心训练和等长训练。

表3-1　弹力带的使用目的

强化平衡应激
增强自我意识
促进姿势矫正
在呼吸训练中建立运动模式
促进脊柱更好地塑形
在矫正不对称训练和加强对称训练时有较高的精确度
通过非代偿性牵伸训练矫正脊柱
更好地理解日常生活中的矫正训练

弹力带由不同强度和阻力的材料制成，根据其颜色（不同公司生产出来的弹力带颜色各不相同）进行识别。治疗师根据治疗对象的类型及其形态特征，以及进行的训练种类来选择弹力带强度。

3.2.1 治疗师与患者的关系

治疗师对训练的持续观察对于矫正训

治疗师和患者可以积极合作，制订一个新的姿势和运动计划。

特发性脊柱侧弯弹力带保守治疗

训练是分别进行且个性化的，但经验是共享的。

练的实际效果是一个决定性因素。治疗师在场对矫正练习进行视觉指导是不可或缺的。患者需要逐渐内化正确的运动行为。

治疗师和患者积极地持续合作以设计适当的、可重复和内化的运动方案。

由于治疗师和患者之间需要建立持续交流的合作关系，Rovatti疗法®需要在小组环境中进行个性化治疗。

治疗的准备工作源于对患者认真地静态-动态评估，或者更准确地说，除了治疗团队获得的信息，还需要姿势和运动功能评估的结果。

可以纳入该小组的患者数量取决于治疗师的能力和患者的基本水平。

3.2.2　对训练目标和方法的详细解读

根据我们的经验，本书第二部分（弹力带治疗：详细治疗计划）中所描述的训练是向患者提出的最重要和最广泛的训

在解释训练的插图中，脊柱侧弯患者显示为原发性胸椎右凸和继发性腰椎左凸，因为这是统计学上最常见的脊柱侧弯形式。当然，在相反的情况下（胸椎左凸和腰椎右凸），治疗师应从相反的一侧进行锻炼。

本书为了简单起见，多使用女性插图。

练。需要知道的很重要的事情是，第二部分的治疗方案取自针对某个特定患者的个性化特定方案。因此，这些训练可以用于其他患者的个性化康复方案，但需要在治疗师和工作组的管理下选择可适用的特定的病例。

这些练习根据脊柱侧弯的类型和严重程度进行分类，应视为示例，以便据此制订其他方案。

另一个需要考虑的重要因素是使用弹力带的训练动作，尤其是那些较复杂的训练（有些涉及同时使用三个弹力带），主要为具备一定经验的患者设计。也就是说，复杂的训练针对的是那些长期进行矫正治疗并已具备足够的理解力和身体意识的患者，以及同时能够接受必要的本体感觉刺激和微小矫正的患者。

三维矫正训练是在缓慢的呼气过程中进行的。

其他患者会逐渐增加对训练的理解，体会身体的反应和矫正时的本体感觉，直到获得完整的意识和适当的运动表现的内化。

为了阐明该疗法的原理，图3-1总结了三个基本概念，即胸椎后凸、侧移和反向旋转。三个动作需要依次进行，共同构成脊柱侧弯训练所追求的三维矫正效果（特别是在弹力带的辅助下）。这三个动作源于里昂流派训练原理和脊柱侧弯三维感知力的概念，由此产生了三个空间平面上的矫正。

患者寻求的三种相应的力由三维箭头显示，以便其阅读。

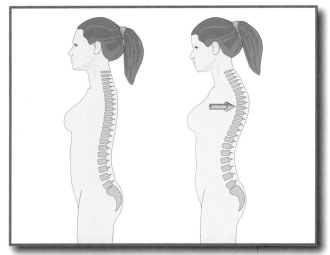

胸椎后凸

脊柱在矢状面向后凸（寻求生理弯曲）

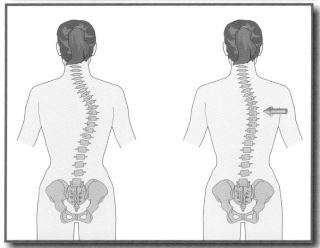

侧移

脊柱在冠状面上向"剃刀背"的另一侧平移

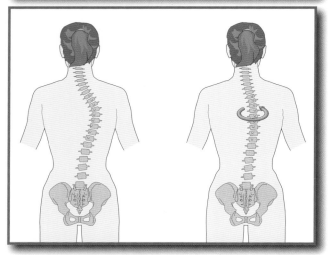

反向旋转

脊柱在垂直轴上向"剃刀背"出现的相反方向旋转

图3-1　Rovatti疗法®三个关键词。左边是未矫正的脊柱侧弯示意图；右边是借助弹力带在三个空间平面上进行矫正的三个示意图

　　　　　　　　　　　　　　　　　　　　特发性脊柱侧弯弹力带保守治疗

第二部分

弹力带治疗：详细治疗计划

轻度脊柱侧弯或功能性脊柱侧弯

使用弹力带，通过不同的训练序列，矫正轻度脊柱侧弯或功能性脊柱侧弯，从而获得对自我姿势、身体反应和矫正动作的认知，并改善身体结构。

在康复治疗师和治疗团队的指导下，训练可以包含在个性化康复方案中。

对于轻度脊柱侧弯和畸形，推荐的训练包括：

- 平衡功能训练。
- 姿势优化训练。
- 姿势矫正和自我认知训练。
- 抗重力肌群强化练习和整体运动。
- 强化对称性训练。
- 维持姿势自我认知的矫正训练。
- 中等强度有氧运动的进阶训练。
- 人体生物力学训练。
- 肌肉牵伸训练。
- 常规运动训练。

平衡功能训练

这些不稳定性训练旨在改善平衡功能和提高本体感觉的灵敏性（本体感觉和对外部感觉刺激的感知）。

步骤 使用滚筒破坏足部支撑的稳定性；将弹力带置于滚筒下方；患者用手臂拉动弹力带，寻求平衡和良好的姿势结构，由患者使用侧面（a）和正面（b）的矫姿镜进行自我检查。

变式 如前所述，使用滚筒破坏足部支撑的稳定性；弹力带位置更换到脚下，而不是在滚筒下方（c）。

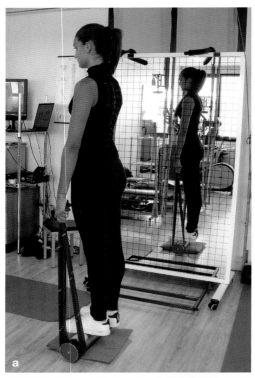

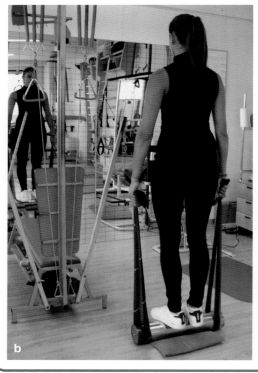

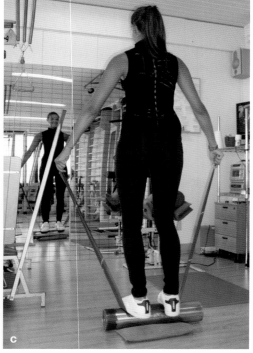

脊柱侧弯的自我认知训练

　　姿势的自我分析与对脊柱侧弯的自我认知　侧位和前后位使用不同的矫姿镜进行自我监测是必不可少的。

　　步骤　患者笔直地站在矫姿镜前，将弹力带放在脚下（双脚并拢），双手握住弹力带，双臂向两侧外展。这项训练可以头顶指挥棒进行。第一阶段是控制腰部三角区；第二阶段是上肢外展以达到矫正目的。

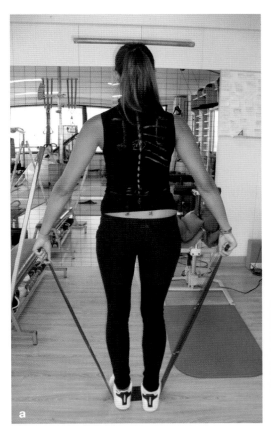 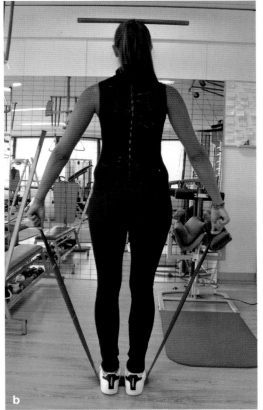

a.起始位；b.矫正位

稳定性训练

这项训练的目的是改善平衡功能和提高本体感觉的灵敏性。

步骤 患者站立前倾至水平位，仅用一脚固定弹力带，两侧上肢侧向牵拉弹力带（a、b），同时在不稳定的支撑下寻求平衡和正确的姿势结构。也可以在穿戴矫形器时进行该训练（c）。

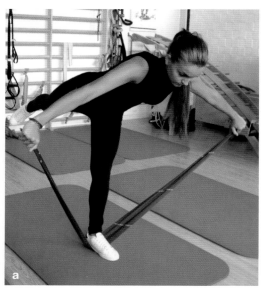

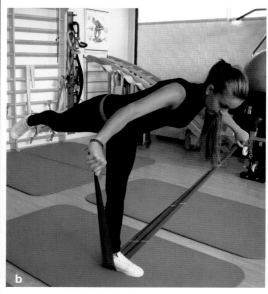

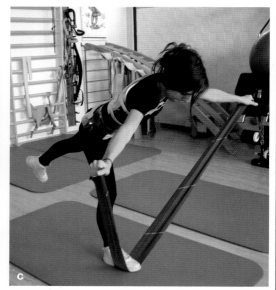

脊柱侧弯的自我认知

　　姿势的自我分析与对脊柱侧弯的自我认知　侧位和前后位使用不同的矫姿镜进行自我监测是必不可少的。

　　步骤　让患者坐在矫姿镜前的长凳上，弹力带放在臀部下方，双臂在肩部水平侧向伸展。左侧下肢屈髋、屈膝，左脚置于长凳上。

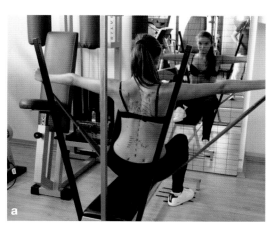

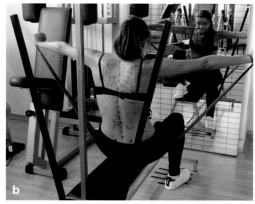

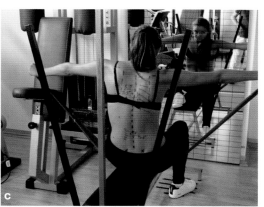

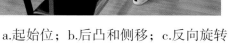

a.起始位；b.后凸和侧移；c.反向旋转

练习4.5

平衡功能训练

这项训练可以改善协调性和活动度。

步骤 患者将弹力带环绕在脚上，双手握住弹力带的两端，并向与下肢的相反方向拉伸弹力带。握住弹力带的手臂可用力伸展。然后，再换另一侧下肢重复此训练。

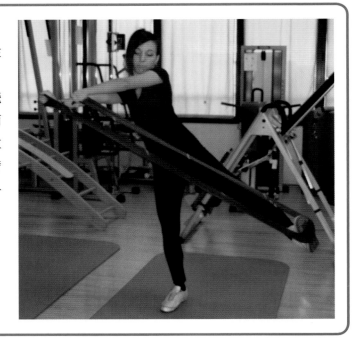

练习4.6

稳定性训练

增强患者协调能力的训练。

步骤 在小幅度跳跃过程中，患者的手和腿协同运动，同时牵拉固定在肋木架上的弹力带。弹力带在两只手之间反复交替，并始终向外拉伸弹力带以保持弹力带的张力。

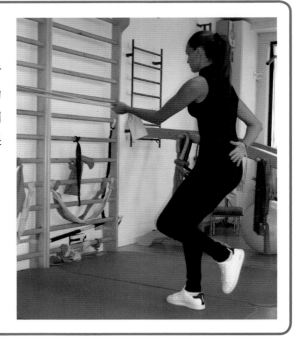

灵活性训练

这项训练的目的是改善腰椎的灵活性。

步骤　患者双膝跪地，弹力带位于膝盖下方，在弹力带的帮助下左右交替摆动，并保持正确的姿势。

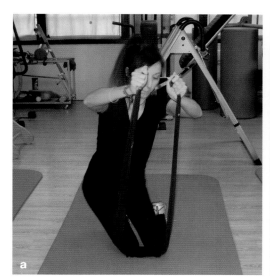
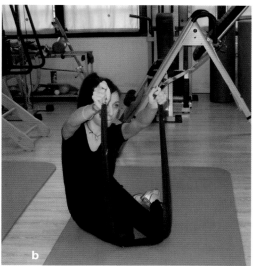
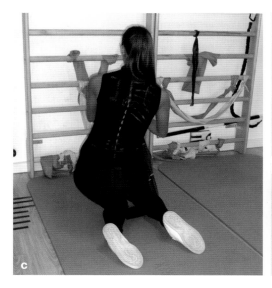
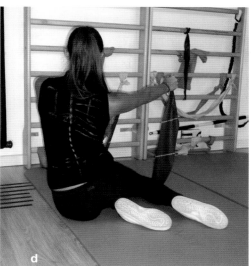

a、b.前视图；c、d.后视图

练习4.8

平衡功能训练

目的是增强本体感觉刺激。

步骤 患者仰卧在滚筒上，将弹力带置于背部下方，并环绕在背部的"剃刀背"处，用双手拉紧弹力带的两端保持张力。患者必须通过脊柱的感知来保持平衡，感知支撑中的不平衡并使用弹力带加以纠正。

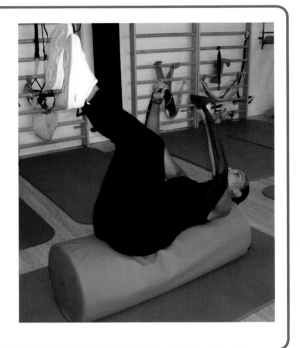

练习4.9

小跳训练

目的是培养患者的综合能力。

步骤 在牵拉的作用下，将弹力带固定在肋木架上，并置于腹部上方，然后患者进行跳跃（a、b）。治疗师可以在适当的位置增加第二条弹力带，以叠加弹力带的阻力。

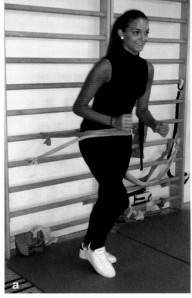
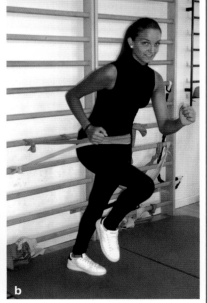

特发性脊柱侧弯弹力带保守治疗

越野滑雪训练

这项训练可以增强患者的心肺功能，并在一定程度上增强肌肉力量。

步骤 下肢有节奏地屈膝、屈髋，与上肢交替协调进行。

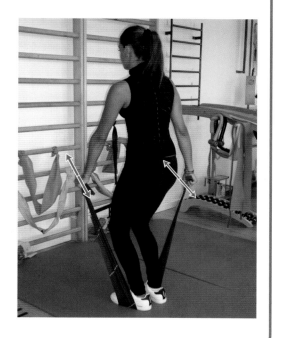

呼吸训练

对抗弹性阻力的胸肋呼吸。

步骤 患者取仰卧位，双腿屈曲，将弹力带置于背部"剃刀背"处下方。患者将弹力带在胸前交叉，双手握住末端并侧向外展，用力呼气，以缩小胸围（a）。然后，患者立即用弹力带增加压力，并用力吸气，以能够进一步激活参与该动作的肌肉（b）。

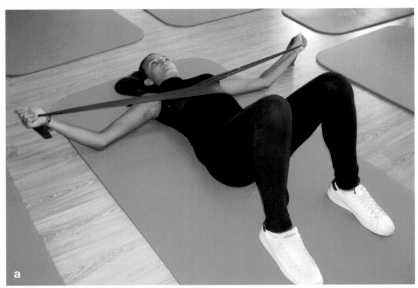

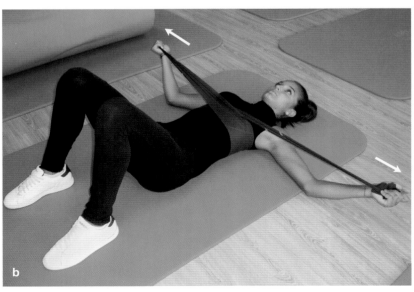

A组

腹式呼吸训练

该训练的目的是通过弹力带阻力来扩展膈肌。

步骤 与前面的训练一样，患者取仰卧位，双腿屈曲，将弹力带穿过腰部下方并固定在腹部（a、b）。患者在呼吸时感知膈肌的逐步扩展，体会在阻力状态下肌肉的激活。

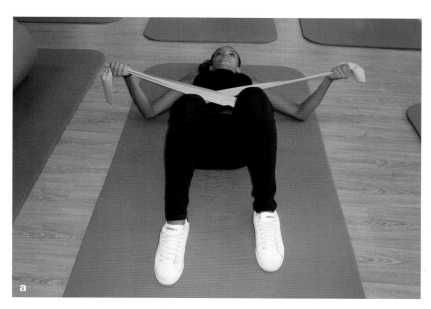

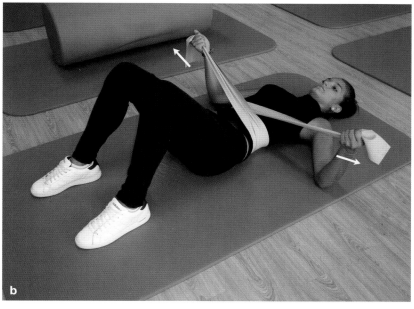

平衡功能训练

这项训练的目的是控制平衡反应，增强椎旁肌群肌力，并激活矫正右背"剃刀背"（通过脊柱的三维矫正）。

步骤 患者双膝跪在瑞士球（不稳定因素）上保持平衡，将弹力带环绕在头部，并用双手握住弹力带，同时扶住固定在墙壁上的肋木架。患者在脊柱自我拉伸的情况下，头部对抗弹力带后移。

患者在保持平衡稳定和脊柱延伸的状态下，通过以下三个连续阶段寻求脊柱的三维矫正：后凸（a）、侧移（b）、反向旋转（c）。

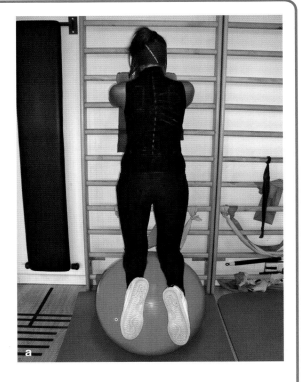

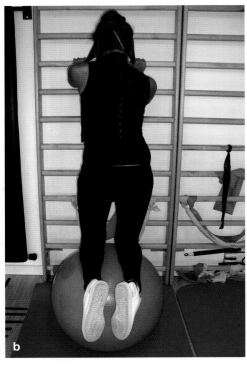

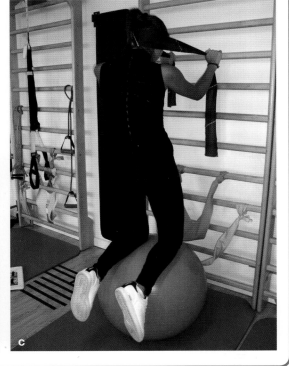

结构性脊柱侧弯、畸形和严重畸形

B组

C组

在康复治疗师团队的指导下，可以将下述训练方式纳入个性化康复方案。

我们在此提醒读者：鉴于书中所建议的训练方式的复杂性，以及训练动作对自主意识、本体感觉和自我矫正（即使是最小的矫正）的要求，一些训练方式只建议有经验的患者进行。有经验的患者是指已经进行了一段时间的训练，并且对训练和自身姿势有一定认知的患者。其他患者可以循序渐进地学习如何正确训练，逐渐提高对动作的认识和理解能力。

对于伴有结构性脊柱侧弯和严重畸形的患者，通常会建议穿戴矫正型矫形支具。在使用弹力带进行医疗体操训练时，患者需要穿戴矫形器。在进行有氧运动时，患者也应穿戴矫形器。

治疗方式包含以下训练内容：
- 姿势恢复和平衡功能训练。
- 本体感觉训练。
- 获得脊柱侧弯姿态的自我认知。
- 自我矫形训练。
- 强化训练。
- 稳定性训练。
- 协调性训练。
- 神经肌肉整合训练。
- 人体生物力学调整。
- 呼吸训练。
- 不对称性运动矫正训练。
- 矫正性呼吸训练。
- 放松训练。

尽管这些训练的目标不同，但是都需要进行。训练的顺序并不重要，只要全部完成即可。因为这些训练是互补的，而且都是建构姿势矫正路径的基础。治疗师的任务是为患者安排训练量、训练类型、训练顺序或者提示把新的训练方法纳入训练计划的时间。但是，这些都取决于患者的准备情况、肌肉力量、营养状况，以及在运动测试中所发现的个体化问题。因此，本书没有介绍训练的具体数量和重复的次数。

本体感觉训练

这是一项自我矫正训练，重点是感知和认识脊柱与垂直板之间的接触点。训练时不穿戴矫形器。该训练可以强化胸椎后凸，在三维方向上矫正脊柱侧弯。

步骤 背靠墙壁，注意力集中在感知接触面的不对称上。当患者意识到非对称性后，深吸一口气，然后在呼气时利用弹力带（弹力带需要从胸椎"剃刀背"处穿过）进行辅助矫正。在训练时可以略微抬高脊柱凹侧的上肢，这样可以起到三维矫正的作用，即胸椎后凸、侧移和反向旋转。

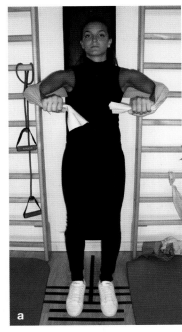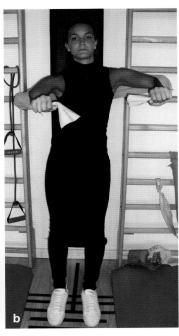

a.起始位置：对接触面的感知；b.三维矫正

变式 该训练也可以在穿戴矫形器的情况下进行。在这种情况下，不需要使用弹力带强化胸椎后凸（矫形器可以强化胸椎后凸）。矫形器为脊柱提供的感觉提示可以辅助患者进行矫正。即患者通过双侧上肢和躯干主动进行矫正，使身体远离矫形器所施加的压力点，从而使这种感觉提示减轻或消失。

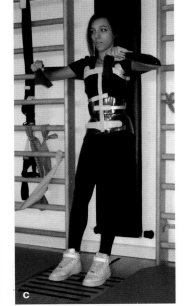

c.在穿戴矫形器的情况下进行训练

脊柱侧弯感知训练

这个动作用于自我矫正和强化胸椎后凸。

步骤 患者双膝跪地，双手撑地。将弹力带环绕在胸椎"剃刀背"处，双手在地面上固定弹力带两端。双手位于肩关节正下方。患者吸气，同时拱起背部，抵抗弹力带的阻力。然后缓慢呼气，逐渐侧移和反向旋转。

使用弹力带进行自我矫正一共分为三个矫正阶段，即胸椎后凸、侧移和反向旋转。

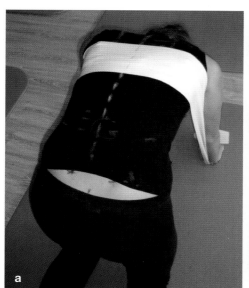
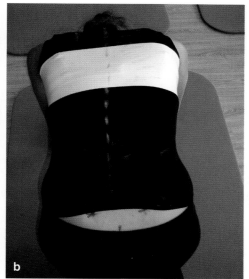
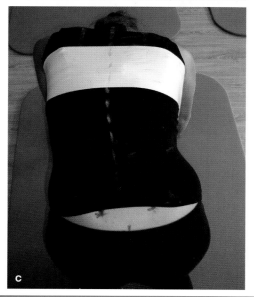

a.起始位置：对脊柱侧弯的感知；
b.胸椎后凸；c.侧移和反向旋转

B组

C组

自我矫正和姿势恢复训练

这个动作的目的是进行姿势矫正并改善平衡反应能力。

步骤　患者站立于平衡板上，将弹力带置于脚下，双手握紧弹力带两端，从而寻找正确的姿势和平衡。穿戴矫形器（a）或不穿戴矫形器（b）均可以练习这个动作。

为了便于感知身体姿势，建议在矫姿镜前练习这个动作。

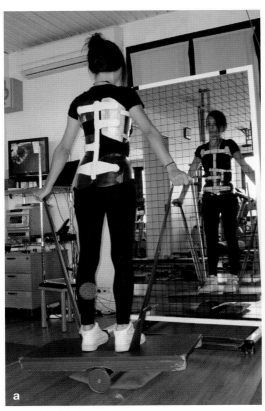
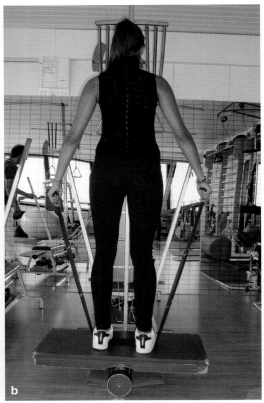

姿势恢复性训练

练习这个动作时应穿戴矫形器，这个动作可以改善姿势控制能力和平衡能力。

步骤 患者坐在平衡板上，弹力带从臀部下方穿过，双手握住弹力带的两端，确定双侧肘关节被弹力带包裹。双臂与肩同高。患者双侧肩关节外展，保持平衡（a、b），并通过矫姿镜获得自我感知和姿势控制。

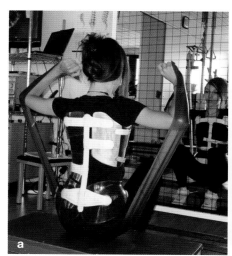
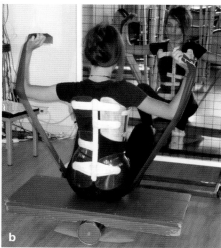
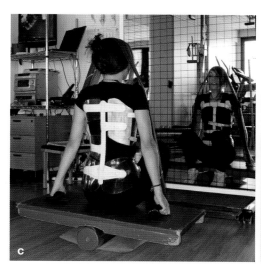
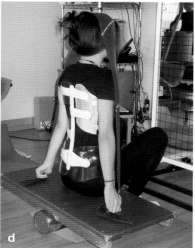

变式 患者穿戴矫形器坐在平衡板上，将弹力带的中间置于头顶，双手分别将弹力带两端固定于身体两侧。患者脊柱向上伸展，仿佛从矫形器中"蠕动"出来（c、d）。

B组

C组

平衡功能训练

这个动作有利于改善椎旁肌功能，提高平衡能力。弹力带可以刺激椎旁肌本体感觉。

步骤　患者四点跪位，跪于瑞士球上。患者背部的弹力带应正确环绕在"剃刀背"的位置，弹力带的两端分别固定在双侧手掌下方，双手放于瑞士球上。患者进行姿势的自我控制，寻找并维持身体平衡。身体一旦达到平衡，就开始实施三维姿势矫正（增强胸椎后凸、侧移和反向旋转）。

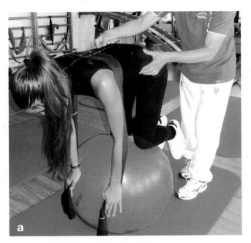

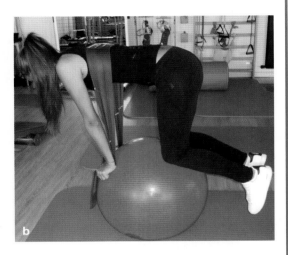

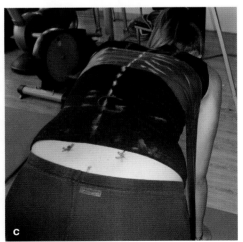

a.准备动作：寻找平衡；b.维持平衡并强化胸椎后凸；c.向左侧平移并按照逆时针的方向轻微反向旋转

自我矫正训练

这个动作的目标是在三维方向上获得对脊柱侧弯姿态的自我认知，并进行三个维度的自我矫正。三维方向分别是增加胸椎后凸角度、侧移和反向旋转。

步骤 患者双手紧握弹力带（手臂向前）在胸椎侧弯的凸侧施加更大的张力。在放置弹力带时，弹力带需环绕胸椎"剃刀背"和双侧肘关节。通过固定下肢、提踵和保持躯干屈曲30°来诱发躯干的不平衡。

自我矫正按照顺序在三个平面内启动：强化胸椎后凸（a）、侧移和反向旋转（b）。

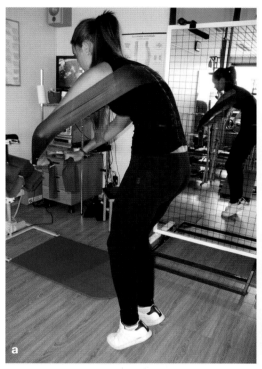
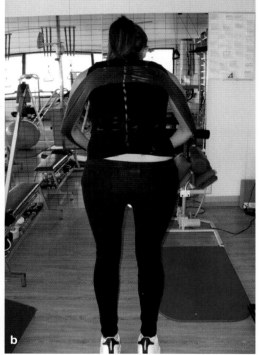

脊柱的三维方向矫正下的失代偿性拉伸训练

这个动作的目标是矫正脊柱侧弯（强化脊柱后凸、侧移和反向旋转），同时在反重力的情况下拉伸后侧链。

步骤 患者坐于肋木架前，将第一条弹力带的两端固定在肋木架的肋木上，同时用双脚蹬紧该弹力带（牵伸下肢）。将第二条弹力带挂在更高的肋木上（高于患者头部），患者抓握住第二条弹力带进行矫正性动作训练。

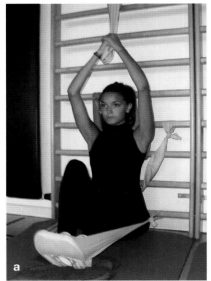

在保持两条弹力带处于紧张状态的同时，患者进行脊柱侧弯的三维方向的矫正训练。首先是强化脊柱后凸，然后是侧移和反向旋转。可以通过在左侧臀部下方放置一个支撑物（腰椎右凸的患者除外），使向右侧弯的腰椎回归中立位。在脚下放置的垫子有助于双脚滑动，从而使弹力带保持张力。

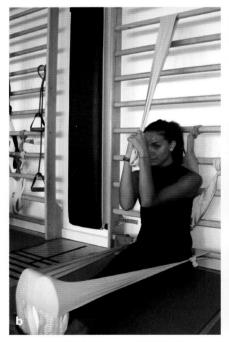

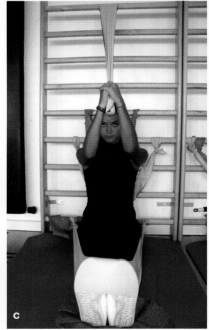

a.起始位置；b.下肢伸展，上肢牵拉，改善脊柱后凸；c.侧移和反向旋转

自我矫正

这个动作具有矫正和强化胸椎后凸的作用（可以在不穿戴矫形器时进行）。

步骤　将弹力带环绕在患者头部和颈后部。患者双手握紧弹力带的两端，并用双手将弹力带两端固定在肋木上。患者坐在瑞士球上，颈部和背部向后侧发力，头部等长收缩，进行背部的三维矫正。这个动作包括两个阶段：

- 短暂吸气，同时进行等长收缩。
- 在缓慢、长时间呼气时进行矫正。

右侧下肢向后放置，从而保持腰椎的平衡。在呼气时进行自我矫正，自我矫正一共包含三个过程，即强化胸椎后凸、侧移和反向旋转。

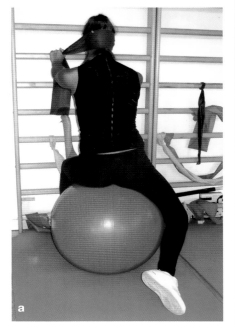

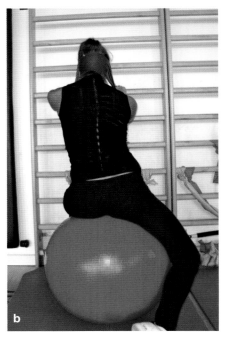
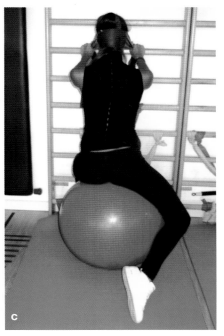

a.动作准备和胸椎后凸；b.侧移；c.反向旋转

B组

C组

穿戴矫形器，并进行自我矫正

这个动作与前一个动作类似。该动作是在穿戴矫形器时进行的，具有矫正和强化胸椎后凸的作用。

步骤　患者坐在肋木架前的瑞士球上，右脚放在一个肋木上（腰椎代偿性向左侧侧弯的患者），弹力带绕过头部（放在肋木架上的双手抓握住弹力带两端）。患者通过躯干和颈部后移对脊柱进行三维矫正，通过等长收缩使头保持原位。矫正是在缓慢、长时间的呼气过程中进行的。与之前的动作一样，该动作主要包含三个矫正阶段，即强化胸椎后凸、侧移和反向旋转。

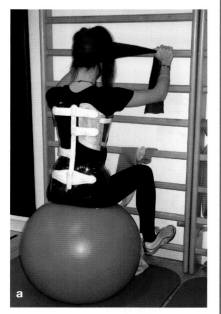

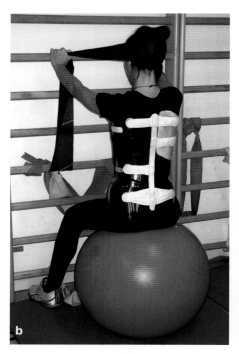

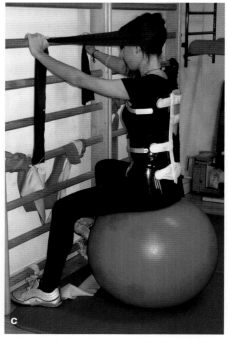

a.起始姿势：右脚放在一个肋木上矫正腰椎的代偿性侧弯；b.通过头部向后发力强化脊柱后凸（胸椎稍微后凸）；c.三维矫正

自我矫正

这个动作借助弹力带，对胸椎后凸进行强化。

步骤　患者取俯卧位，肘关节屈曲约90°，肩关节外展约90°，使双臂呈"烛台"状。弹力带环绕在背部胸椎"剃刀背"处。在腹部下方垫一个圆柱形的垫子（垫子放在腰椎前凸的位置），防止腰椎过度前凸。左手拿一个网球（位于胸椎凹侧），从而促进矫正。在练习的第一阶段，患者吸气，然后缓慢呼气（在这个过程中胸椎后凸）；然后左手挤压网球，强化胸椎后凸、侧移和反向旋转（三维矫正）。

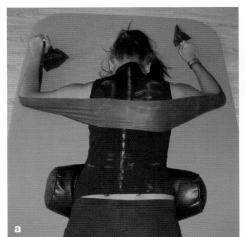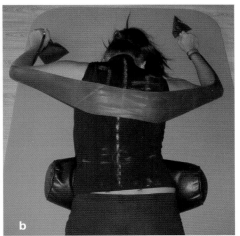

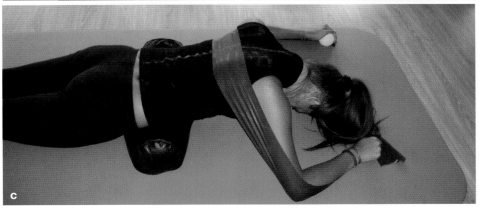

a.起始姿势；b.强化胸椎后凸和侧移；c.进行自我矫正的整体观

B组

C组

自我矫正

这个动作通过弹力带的拉伸来进行脊柱的三维矫正。

步骤 该动作与上一个动作类似。肘关节屈曲约90°，肩关节外展约90°，使双臂呈"烛台"状（a）。患者一只手抓住弹力带（左手抓住弹力带的两端），从而增加阻力，使患者对矫正的方向更加敏感（如图b中箭头所示，对于主弯为胸椎右弯的患者，应向左侧平移）。

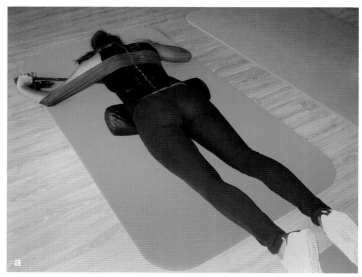

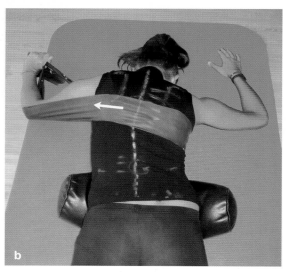

特发性脊柱侧弯弹力带保守治疗

自我矫正与改善（穿戴矫形器）

这个动作主要用于胸椎的三维矫正。

步骤 患者仰卧位，屈膝、屈髋。将弹力带环绕于胸椎和上肢，并确保肘关节在弹力带内。根据三维矫正原则，患者在呼气时进行矫正并注意感知身体变化，上肢保持在固定的位置。穿戴矫形器进行训练的患者必须学会通过矫形器而不是弹力带对矫正进行感知，即使是细微的矫正。

B组

C组

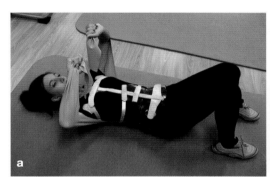
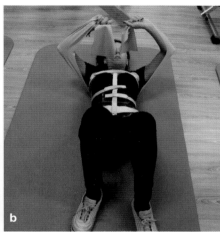
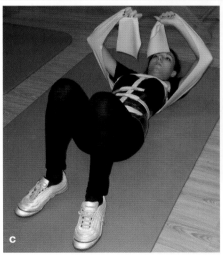
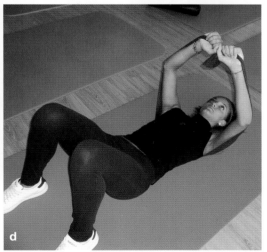

a、b、c.通过三个观察点来看穿戴矫形器时进行自我矫正的动作，在图c中，可以看出左侧上肢发力时阻力更大；d.不穿戴矫形器时的矫正动作，即在三维方向上进行矫正

自我矫正

这个动作是针对脊柱的三维矫正和强化胸椎后凸的练习。

步骤 患者在练习时可以穿戴矫形器。患者俯卧于肋木架上，该肋木架的顶端架在墙上的最后一节肋木上。弹力带固定在墙上的最后一节肋木上，且位于肋木架的下方。患者在吸气时，将弹力带向耻骨方向拉（a）。将前额固定在肋木架上。呼气时，患者将脊柱向着与胸椎侧弯相反的方向强化胸椎后凸、侧移和旋转，从而完成脊柱的三维矫正（b）。必要时，可以通过将脚背放在肋木下缘，脚背与肋木相抵抗（从腰椎出现代偿性侧弯的凹侧开始），将下肢向头部的方向进行轻度牵伸（c）。

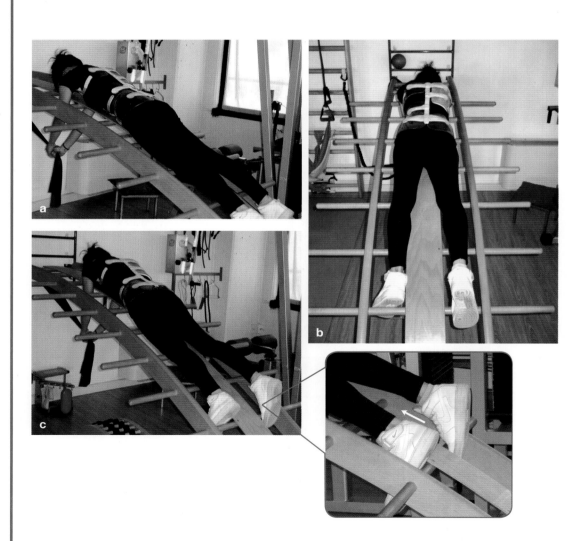

上述动作也可以在不穿戴矫形器的情况下进行。垫在腹部下方的垫子和泡沫轴可以起到支撑作用（d）。患者双侧上肢等距转动，从而增加胸椎后凸角度，然后进行侧移，反向旋转（e）。

图 f 为矫正动作被很好地完成时的特写镜头。为了便于观察矫正的效果，可以用粉笔画出"剃刀背"的位置（f）。

B 组

C 组

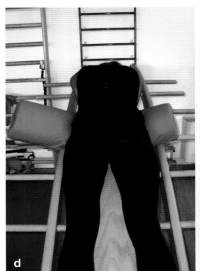
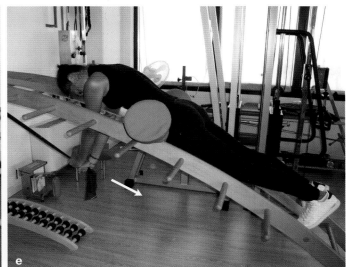

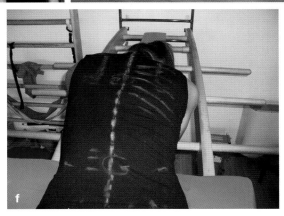

无代偿性拉伸和矫正

　　这个动作可以帮助患者进行无代偿性拉伸。患者可以自行进行脊柱的延伸和胸椎"剃刀背"的矫正。

　　步骤　在后侧链无代偿性拉伸的情况下，吸气时，胸椎后凸，旋转手中的弹力带（a）；呼气时，对胸椎"剃刀背"进行三维矫正。首先将弹力带向一侧移动，使单侧上肢抬起（脊柱凹侧的上肢）；然后向同侧上肢施加牵引力，从而引导脊柱进行侧移、反向旋转的三维矫正（b）。脚下垫子的作用简单，主要便于脚在垫子上滑动。

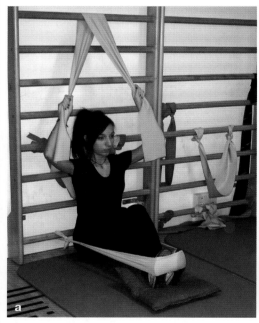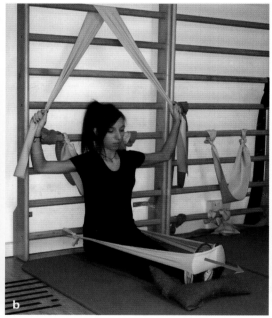

肌肉强化

这个动作主要用于加强下肢力量。

步骤　患者取仰卧位，下肢并拢，呈直角。双腿在弹力带的阻力下交替屈曲、伸直（a）。这项运动可以在穿戴矫形器（b）和不穿戴矫形器（c）的情况下进行。

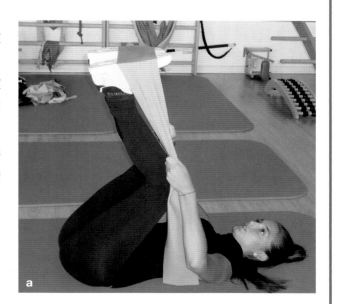

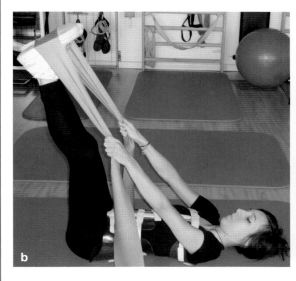

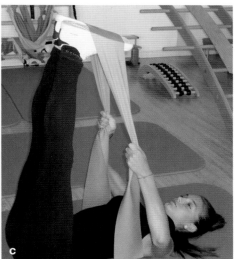

B组

C组

肌肉强化

这是一个增强腹部肌肉力量、促进胸腰部矫正的动作。

步骤 患者躺在肋木架前，屈髋、屈膝，将一个1 kg的健身实心球夹于两侧膝关节之间。患者将弹力带朝着膝关节的方向向下拉（弹力带固定在患者头上方的肋木上），腹部肌肉保持等张收缩。患者转动弹力带，在呼气时进行脊柱三维矫正。膝关节夹住健身实心球，并与骨盆一起从腰椎凹侧向腰椎凸侧旋转，从而减少代偿。该动作可以在穿戴矫形器（a、b、c）和不穿戴矫形器（d、e）的情况下进行。

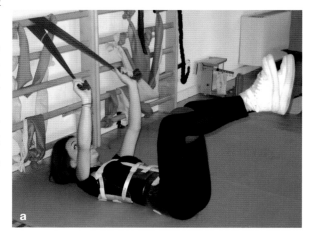

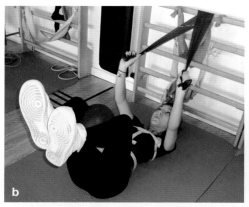

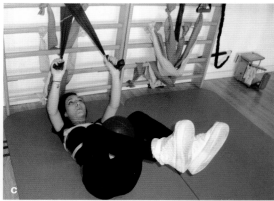

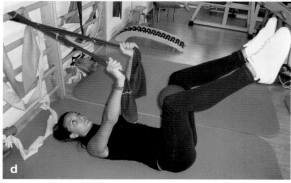

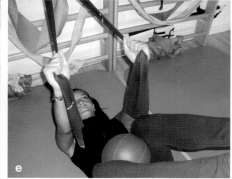

胸椎矢状面矫正动作

　　该动作用于脊柱侧弯的自我矫正，可以在呼气时对背部进行矫正并加强胸椎后凸。

　　步骤　患者坐在瑞士球上，从而更大程度地改善腰椎代偿。弹力带两端固定在肋木架上；弹力带紧紧地包裹住肘关节。将弹力带向外拉动，然后沿着正确的矫正方向进行胸椎后凸、侧移和反向旋转。该动作可以在不穿戴矫形器（a）或穿戴矫形器（b）的情况下进行。

　　为了矫正腰椎代偿性侧弯，可以在上述动作的基础上将右侧下肢后移（c、d）。

B组

C组

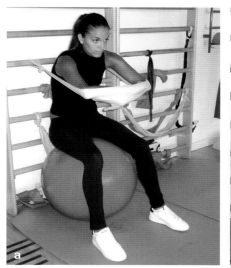
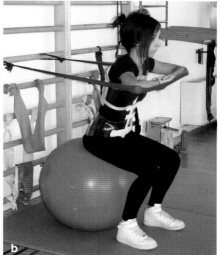
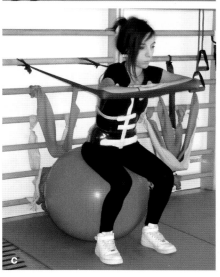
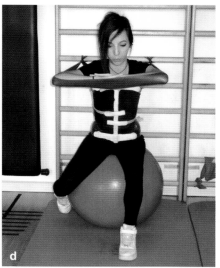

肌肉强化/矫正

该动作的目的是通过三维矫正强化椎旁肌肉力量。

步骤 "马格里海龟（Magri turtle）"挂在肋木上，高度应适合患者。患者坐在瑞士球上，位置正好在"马格里海龟"的垂直下方。弹力带两端系在与双侧肩膀等高的肋木上。双手握住弹力带两端，双侧肘关节被包裹在弹力带内，然后将弹力带向外拉。患者将头部固定在"马格里海龟"上，头部向"海龟"的方向发力，从而达到矫正和加强椎旁肌肉的目的（a~d）。

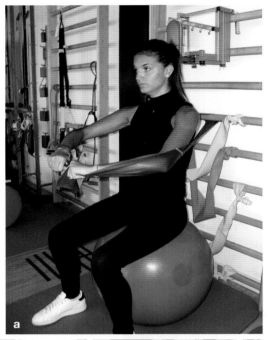

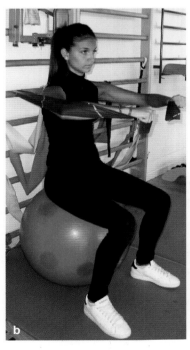

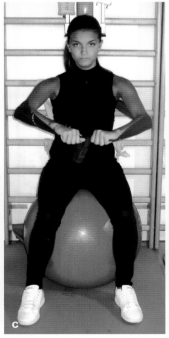

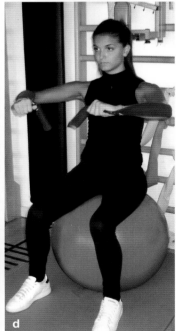

变式 下图为患者在穿戴矫形器的情况下，以同样的姿势进行相同的训练（e）。这样可以将矫形器的矫正效果与该训练的矫正效果整合在一起。

训练该动作时，也可以使用凳子替代瑞士球。由于将一条腿后移（f）可以矫正腰部的代偿性侧弯，因此建议使用瑞士球。

B组

C组

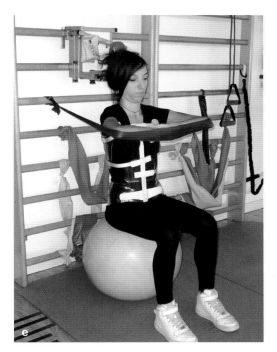
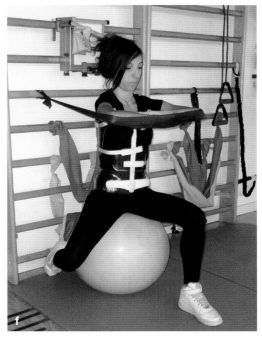

马格里海龟：这项装置是由笔者的同事和Magri教授共同设计的，因此称为"马格里海龟"。它可以很容易地挂在坚实的肋木上，并放置在合适的高度，辅助患者延伸脊柱并强化椎旁肌肉。在上述动作中，该装置除了用于延伸脊柱，也可以作为固定点辅助患者进行脊柱三维矫正。

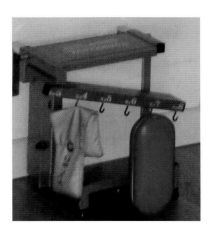

肌肉强化/矫正

这个动作的目的在于强化椎旁肌肉力量和进行脊柱的三维矫正。

步骤 把"马格里海龟"挂在适合患者高度的肋木上。患者坐在凳子上，凳子正好位于"马格里海龟"下方。第一条弹力带的两端固定在肋木上，并套在患者胸前。该弹力带的两端都在患者左边，从而辅助矫正胸椎右侧的"剃刀背"。患者双手紧握并拉伸第二条弹力带，第二条弹力带的强度不如第一条弹力带，拉动弹力带从而对胸椎"剃刀背"的位置施加推力。通过使用弹力带和用头推动"马格里海龟"促进脊柱的三维矫正

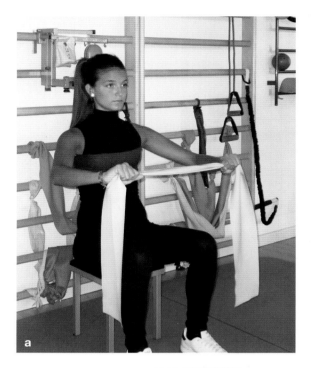

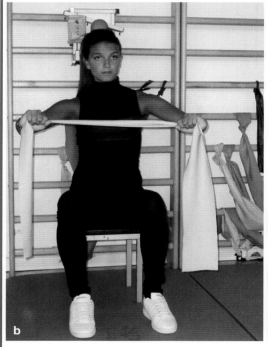

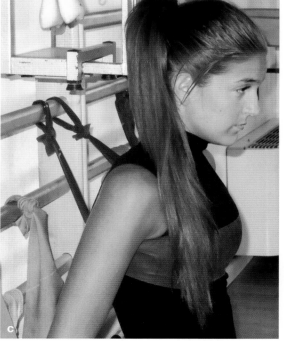

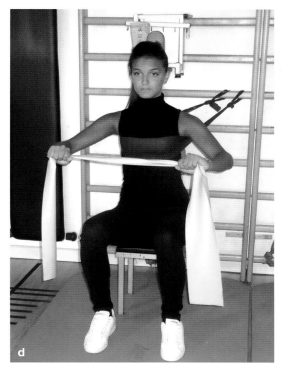

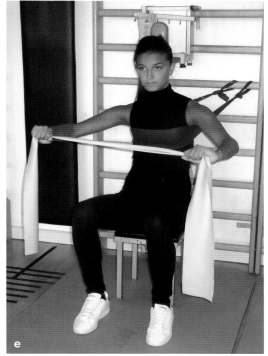

（a~e）。

　　变式　这个动作可以通过变式增加
难度。患者坐在瑞士球上可以矫正代偿性
侧弯（f）。在胸部使用阻力更大的弹力
带（浅灰色）有助于增加运动的难度。读
者需要注意的是，应由治疗师为患者选择
弹力带（不同颜色的弹力带代表不同的阻
力），治疗师应根据患者的情况选择合适
的弹力带。

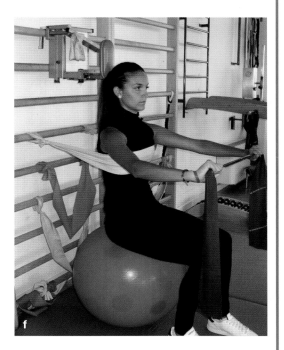

三维矫正

这个动作有助于强化胸椎后凸，促进脊柱的三维矫正。

步骤　患者取坐位，进行轻微的自我拉伸。患者需要在马格里自我伸展器（Magri self-extender）上找一个固定点，将弹力带环绕在背部（a）进行自我三维矫正（胸椎后凸、侧移和反向旋转；b）。

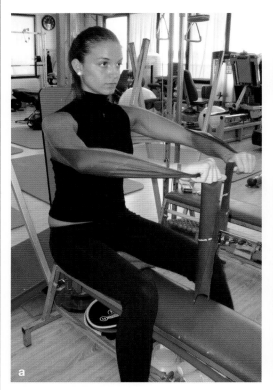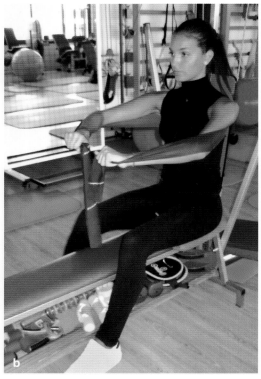

　马格里自我伸展器：由Magri教授设计，在20世纪七八十年代用于脊柱的自我伸展和自我矫正。该装置适用于Pivetta非旋转工作台。此外，该装置可以放置在矫姿镜前，辅助自我矫正。

肌肉强化

该动作用于增强腹部肌肉力量。

步骤 患者双膝跪在肋木架前，将弹力带向膝关节的方向牵拉，腹部进行等长收缩（核心稳定或腰椎骨盆稳定；a）。呼气时，以手为支点，患者将弹力带向身体方向牵拉，并在三维空间内进行自我矫正（胸椎后凸、侧移和反向旋转；b）。

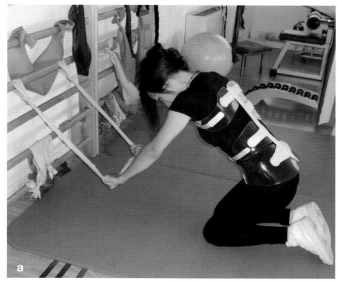

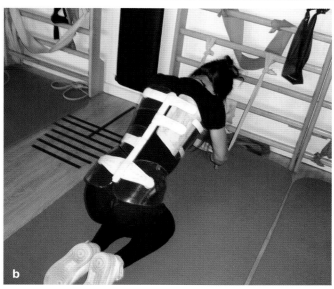

B 组

C 组

肌肉强化

　　该动作的主要目标是增强下肢肌肉力量。

　　步骤　将弹力带绑成适当大小的环形，然后环绕在脚上。双手分别放在两侧髋关节上（a）。患者交替抬高双脚，使弹力带持续处于牵伸状（b）。该动作可以在穿戴矫形器或不穿戴矫形器的情况下进行。

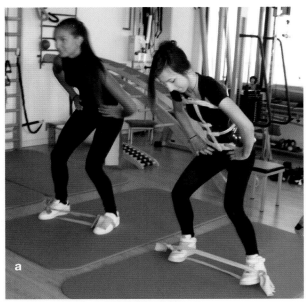

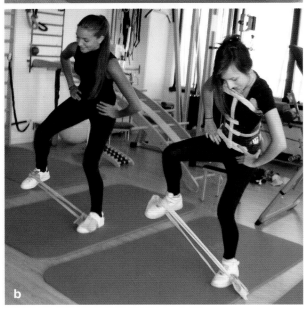

特发性脊柱侧弯弹力带保守治疗

改善认知，增强力量

这是一项用于增加对脊柱侧弯的认知和增强椎旁肌肉力量的练习。

步骤 患者坐在矫姿镜前的地上，弹力带中间位于头顶，双手抓住弹力带两端放在地上。患者在控制住冠状面姿势的情况下延展脊柱。将垫子置于臀部下方，从而改善骨盆的失衡。

在呼气时，通过纠正脊柱矢状面生理曲度，以及侧移和反向旋转进行自我矫正。

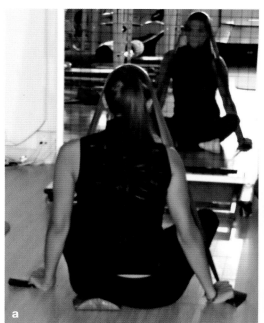 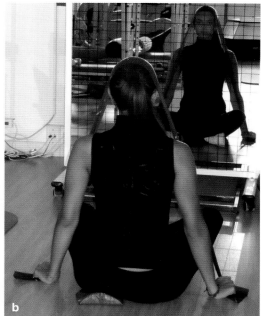

a.起始位置；b.三维矫正：强化胸椎后凸、侧移和反向旋转

B组

C组

在不稳定的平面上进行矫正

这个动作是从运动学的角度进行矫正。

步骤 患者坐在矫姿镜前的倾斜板上，将弹力带放置于臀部下方（a）。用弹力带包裹住肘关节，身体轻微前倾，患者在长时间呼气的过程中进行三维矫正（胸椎后凸、侧移和反向旋转）（b、c）。在一侧臀部下方放置一个垫子可以减少腰部代偿。

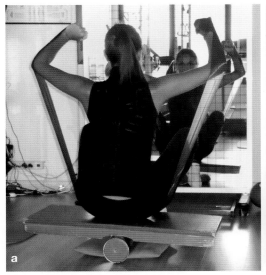
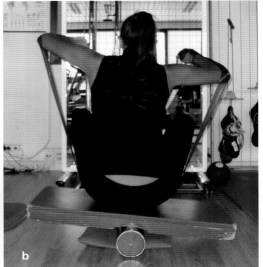
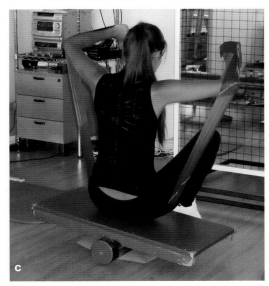

a.起始位置；b.矫正，后视图；c.斜位图

不对称性矫正

这个动作主要用于胸椎"剃刀背"的自我矫正。

步骤 将弹力带绕在肋木架较高的肋木上，患者以不对称的方式握住弹力带的两端（与胸椎"剃刀背"位置相反的一侧手的位置较高，从而辅助矫正脊柱侧弯；a、b）。全身放松（c），膝关节屈曲并向腰椎侧弯的对侧旋转（d）。

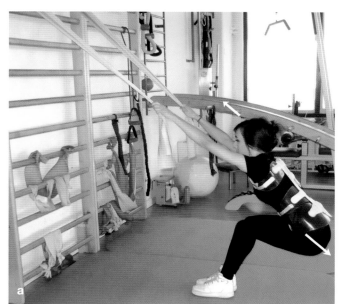
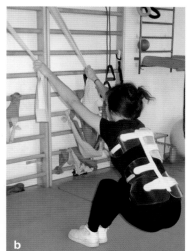
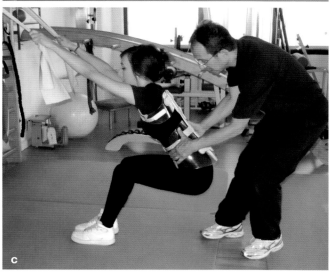
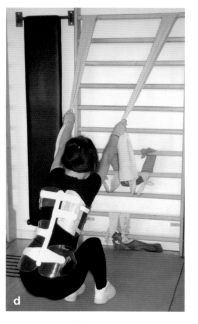

B组

C组

不对称性矫正

练习该动作时可以使用Ro-Plan Fly设备（商标为Rovatti计划®）。

步骤　患者在练习时使用Ro-Plan Fly设备以达到减轻脊柱负荷和缓解椎旁肌肉张力的目的。然后，在椎体无负荷的情况下，患者进行三维空间的矫正（胸椎后凸、侧移和反向旋转）。完成该动作后，患者会立即感受到胸–腰–骶椎的舒适感。

该动作可以在穿戴矫形器（a~d）或不穿戴矫形器（e、f）两种情况下进行练习。

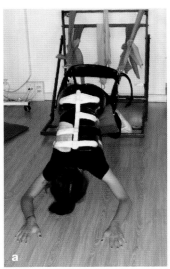
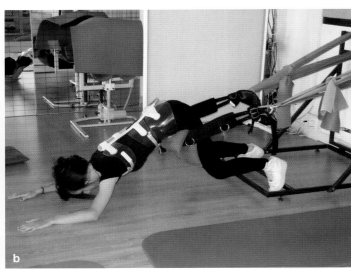
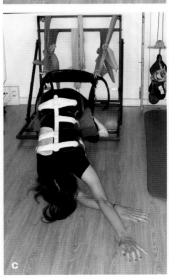
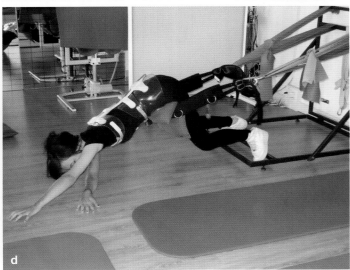

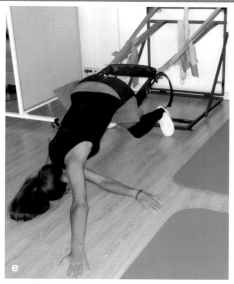

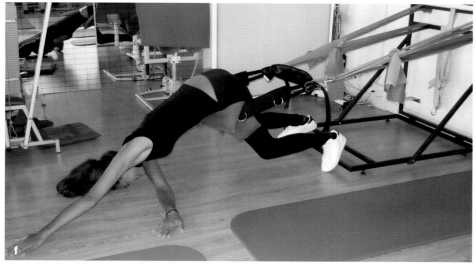

B组

C组

> Ro-Plan Fly设备：该设备由Rovatti计划®设计并获得专利。该设备可以用于减轻脊柱负荷，缓解椎体疼痛。在上述动作中，该设备可以用作骨盆的动态固定点，从而辅助进行脊柱矫正，减少腰椎代偿。在使用该设备时，需要对患者的体重、身形、体能进行仔细评估，以选用合适的弹力带提供适当的阻力。该设备能够帮助患者在牵伸过程中调节腰椎前凸和后凸。它适用于对脊柱的主动牵伸，可以取得立竿见影的效果。例如，针对腰肌劳损（腰椎疼痛）的患者，即刻效果显著。

不对称性矫正

这是一项不对称性自我矫正训练。弹力带可辅助患者完成三维矫正。

步骤 患者上半身置于桌子上，左手比右手稍稍靠前，以便通过牵伸进行矫正。在患者腹部下方放置一个圆柱形垫子，弹力带置于需矫正的位置（环绕在胸椎"剃刀背"的位置），肘关节包裹在弹力带内（a）。然后患者主动进行胸椎后凸、侧移和反向旋转（b）。可以通过将双腿向左侧平移来改善腰椎代偿性侧弯（腰椎代偿性右凸的患者），同时膝关节微微屈曲并悬起，从而缓解腰部紧张（c）。

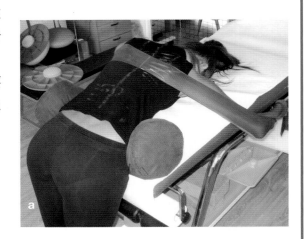

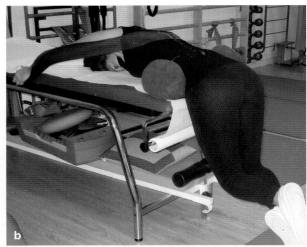

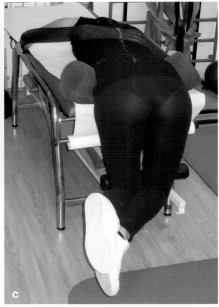

三维矫正

　　该动作主要用于强化胸椎后凸，对胸椎侧弯进行三维矫正，并改善腰椎代偿性侧弯。

　　步骤　患者取坐位，右侧下肢屈曲外展（跨栏运动员的姿势），左侧下肢屈曲靠在肋木上，从而改善腰椎代偿性侧弯。弹力带固定在肋木架上，环绕在胸椎"剃刀背"的位置。左侧上肢屈曲内收，并放在右侧手臂上（a），身体微微前倾，进行三维矫正（b），即胸椎后凸、侧移和反向旋转。

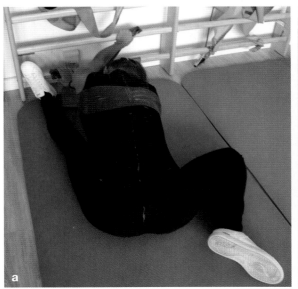
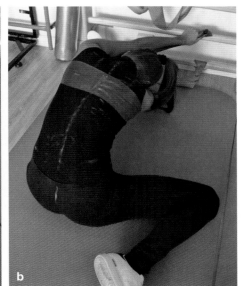

　　变式　对于只有胸椎右凸的患者，其可坐在肋木架前，双侧下肢打开，双脚放置于第一根肋木上。

　　右手扶在肋木架的第二根肋木上，并轻推肋木。左手扶在第三根肋木上。弹力带环绕在胸椎"剃刀背"的位置，并包裹左侧肘关节，左手握住弹力带的两端。通过右手进行脊柱的三维矫正（c）。

　　可以通过将楔形垫或者体操球垫放在左侧臀部下方，改善腰椎的代偿性侧弯，减少左侧肋骨因旋转而产生的压力。

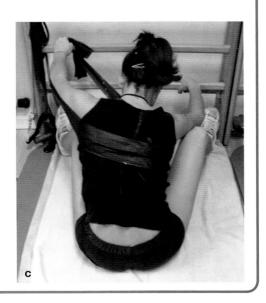

B组

C组

矫正

　　该动作的目的是矫正右侧胸椎"剃刀背"。

　　步骤　患者坐在瑞士球上，以便最大限度地减少腰椎代偿性侧弯。弹力带的两端分别固定在肋木架和右侧手背上。在患者双臂前伸的情况下，使弹力带处于紧张状态。在这种情况下进行三维矫正，有助于加强胸椎的矫正（a、b）。

　　变式　在进行同样动作的基础上，右侧髋关节伸展、膝关节屈曲，可以减少腰椎代偿性侧弯（c）。

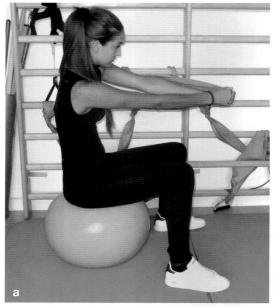

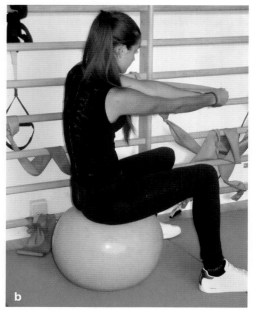

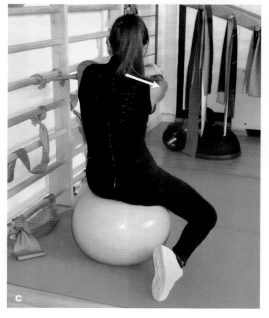

练习5.30

"Niederhöffer" 矫正（穿戴矫形器）

该动作应在穿戴矫形器时进行，主要用于矫正胸椎"剃刀背"。

步骤 患者坐在瑞士球上，双腿交叉，位于肋木架旁。将一条中等阻力的弹力带固定在肋木架上，患者左侧肘关节套在弹力带内（a）。患者使用最大等长收缩力将弹力带拉向身体中轴线。激活脊柱凹侧的肌肉，从而将侧弯的椎体拉回身体中线。该动作应在呼气时进行，并同时进行胸椎矢状面矫正、侧移和反向旋转。若动作训练正确，穿戴矫形器训练的患者应觉察到身体与矫形器的接触面积减少。

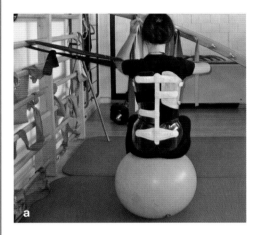 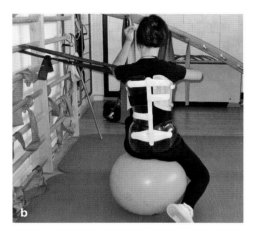

变式 在进行上述动作的同时，右侧髋关节后伸、膝关节屈曲，这样有利于减少腰椎代偿（b、c）。

"Niederhöffer"矫正方法：用于治疗脊柱侧弯的"Niederhöffer"技术引用了抗阻、延展，以及利用患者本体感觉使患者主动参与的观念。该方法利用了侧弯凹侧的横向肌群，通过使相关肌等长收缩，将脊柱平移到身体正中线上。该方法由神经学家von Niederhöffer于20世纪初在德国提出，并在20世纪70年代前期传至意大利。

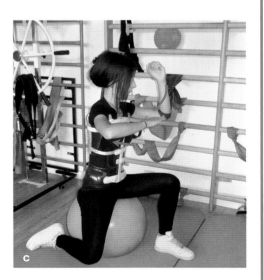

B 组

C 组

5　结构性脊柱侧弯、畸形和严重畸形

"Niederhöffer"矫正（不穿戴矫形器）

该动作应在不穿戴矫形器的情况下进行，且主要用于矫正胸椎"剃刀背"。

步骤　将固定在肋木架上的弹力带环绕在"剃刀背"上，使弹力带处于紧张状态，这样有助于进行该方向上的矫正。患者坐在瑞士球上，单手抓住肋木架上的肋木，并向身体方向用力，从而促进椎体的旋转收缩。右侧手臂辅助进行胸椎后凸（a）。这项训练应完全在缓慢而长时间的呼气过程中进行。

变式　在进行上述动作时，右侧下肢后移有助于减少腰椎代偿（b、c）。

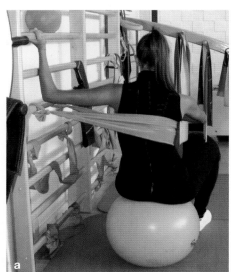

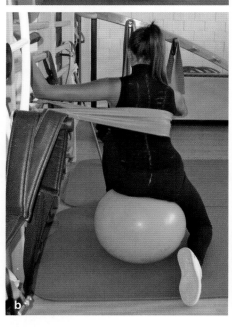

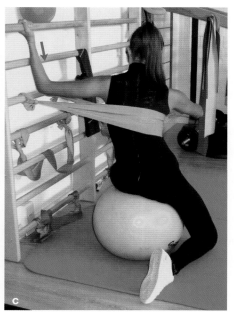

矫正

该动作主要用于强化胸椎后凸，促进脊柱的三维矫正。

步骤　患者横向侧坐在瑞士球上。弹力带两端固定在肋木架的肋木上，然后将弹力带环绕在胸椎"剃刀背"的位置。双侧上肢前伸，双手握住并挤压健身实心球以改善胸椎后凸（a）。弹力带阻力较大时，有利于患者更好地矫正脊柱侧弯（b）。

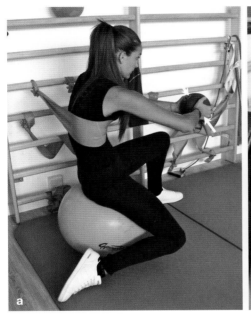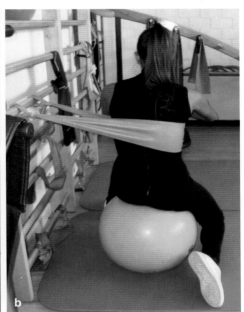

变式　与上述动作类似，不同的是，患者坐在凳子上。将一个垫子垫在左侧臀部下方以改善脊柱侧弯（c）。

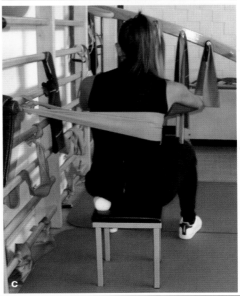

B组

C组

矫正

　　该动作可以对脊柱进行三维矫正，尤其可以用于矫正胸椎和控制腰椎侧弯。

　　步骤　患者坐在肋木架前的瑞士球上，从而更好地控制腰部。左脚放在肋木架的肋木上，右腿后伸。弹力带环绕在胸椎"剃刀背"的位置，左手将弹力带（两端）固定在与头部等高的肋木上，从而获得有助于三维矫正的牵拉力。该训练在呼气时进行，同时躯干稍稍前倾。患者需要依次完成胸椎后凸、侧移和反向旋转（a、b）。

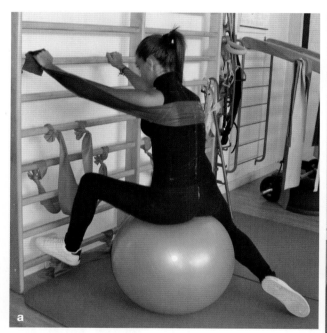
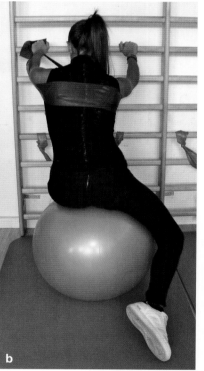

B组

C组

矫正

　　该动作具有矫正和强化胸椎后凸的作用，可以帮助患者获得对脊柱侧弯的自我认知和本体感觉。该动作还可以控制骨盆，使其处于中立位。

　　步骤　由于这个动作非常复杂，所以只有经验丰富的患者才可以进行。患者仰卧在瑞士球上，弹力带必须环绕在瑞士球与地面接触的位置，双手握紧弹力带的两端。弹力带环绕双侧肘关节。双侧膝关节屈曲90°左右，双侧髋关节屈曲90°左右。双脚放在肋木架的肋木上（a、b）。为了达到起始位置（a），患者背部沿着瑞士球的表面滑动。瑞士球给予患者的支撑力为患者提供了本体感觉。患者以上肢为参照点进行矫正，以改进矫正效果（b）。患者双脚支撑在肋木架较高位置的肋木上，从而控制腰椎的代偿性侧弯（c）。

　　变式　弹力带也可以直接放置在背部下方（d）。如图d所示，患者必须用背部在瑞士球上滑动，从而达到起始位置。

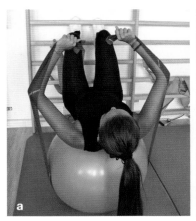
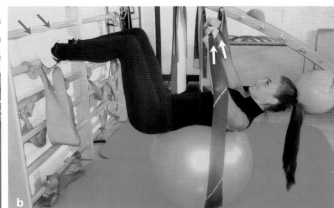
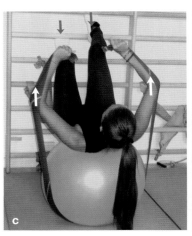
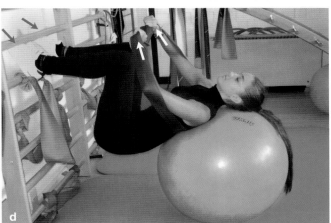

矫正

　　该动作主要针对以胸椎侧弯为主弯的患者进行三维矫正，并可以用于矫正腰椎侧弯。

　　步骤　患者坐在"Pivetta 非翻转台（Pivetta non-overturning bench）"上，左手抓住弹力带的两端（弹力带环绕在胸椎"剃刀背"的位置）（a）。左侧肘关节向着与躯干旋转方向相反的方向旋转，左手将弹力带向矫正的方向牵拉（注意：左侧肘关节被弹力带环绕着）。以长凳子为支撑点，躯干前屈，右手引导矫正的方向（b、c）。

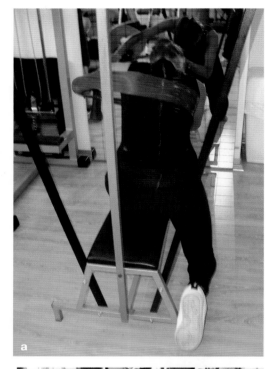

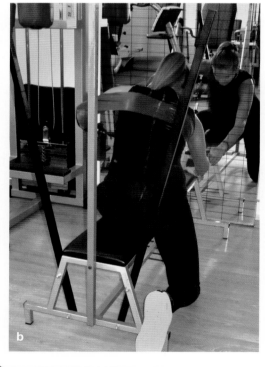

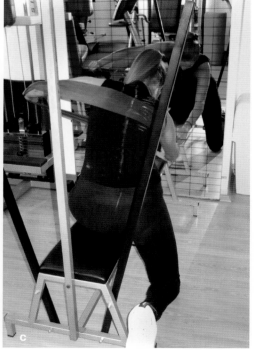

　　　　　　　　　　　　　　　　特发性脊柱侧弯弹力带保守治疗

变式　左手抓住弹力带的两端，从而获得更大的受力效果。在这种情况下，右手的拉力方向与左手相反，从而辅助患者进行脊柱的三维矫正。对于胸椎侧弯患者，下方的肋骨会出现顺时针旋转和"水平化"的现象（d）。在左侧大腿与腹部之间放一个健身实心球（或体操球），可以遏制肋骨的恶化。矫正的侧面观如图e所示，后视图如图f所示。

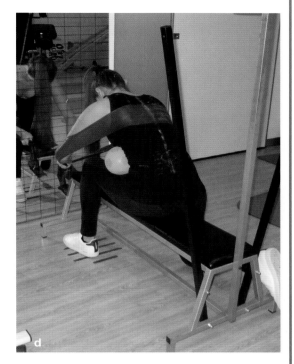

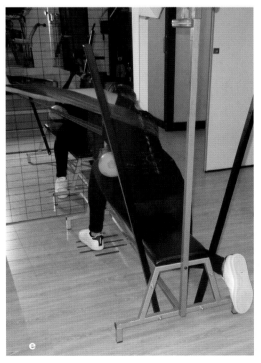

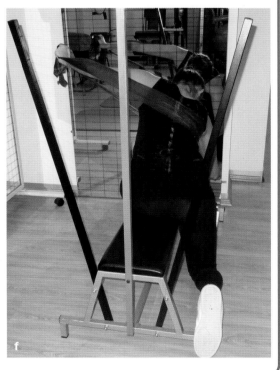

矫正与强化

这个动作可以用于矫正和激活椎旁肌肉。

步骤 将弹力带置于左侧脚下，双腿呈弓步，躯干向前倾斜；右腿与背部右侧对齐；双手分别握住弹力带的两端，两侧肘关节分别被弹力带环绕。患者在呼气时，胸椎稍稍后凸（a），然后侧向平移（b）和反向旋转（c）。该动作在穿戴矫形器和不穿戴矫形器（d、e）的情况下皆可练习。

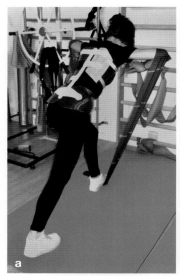
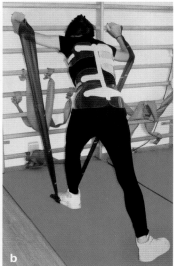
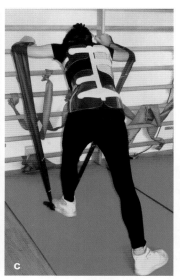
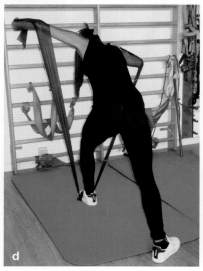
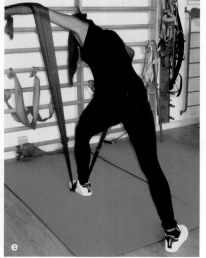

越野滑雪

　　该动作的主要目的是增强有氧运动能力，增加全身肌肉力量和检测穿戴矫形器的感受。

　　步骤　患者双脚踩住弹力带，有节奏地屈曲和伸展双侧下肢，同时双侧上肢有节奏地交替摆动（模仿越野滑雪的动作）（a~d）。

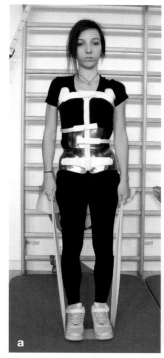
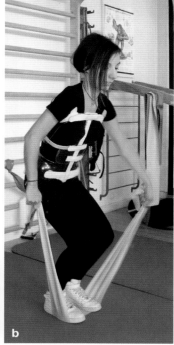
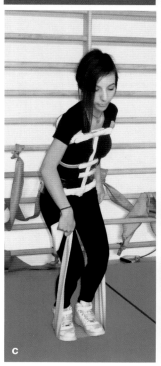
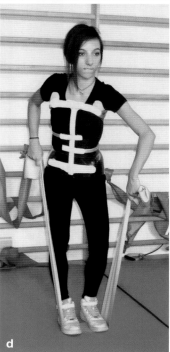

B组

C组

矫正

这个动作的目的是矫正合并腰椎代偿的胸椎"剃刀背"。

步骤　患者取仰卧位，头朝向肋木架，将第一条弹力带的两端固定在肋木架的第四根肋木上，将弹力带的中间放在颈椎下方，从而放松肌肉。将第二条弹力带放在脚跟后方（髋关节屈曲90°），从而放松后侧链。然后将双脚向右旋转，并纠正代偿性侧弯。将第三条弹力带固定在与第一条弹力带相同高度的肋木上，左手抓住第三条弹力带，从而改善胸椎右凸。

本页四张图片是从不同角度拍摄的同一个动作的正面图（a～d），以便读者理解。

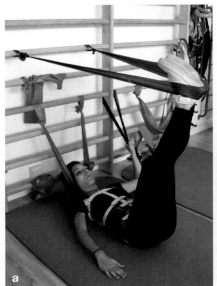
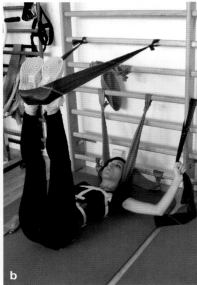
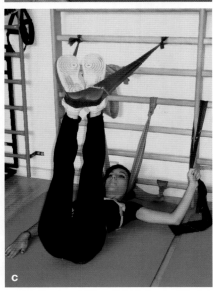
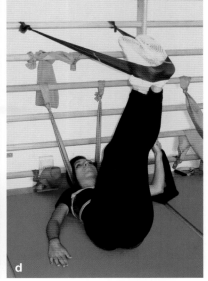

特发性脊柱侧弯弹力带保守治疗

无代偿性整体拉伸

这是一个在无代偿性拉伸的姿势中完成的矫正动作。该动作可以在穿戴矫形器和不穿戴矫形器的情况下进行。

步骤 患者取仰卧位，头朝向肋木架，双侧髋关节屈曲90°。将第一条弹力带固定在肋木架的第四根肋木上，放在颈椎下方，从而放松肌肉；将第二条弹力带放在脚跟后方（弹力带的长度和张力可以根据患者的准备情况而改变；a）；将第三条弹力带固定在第五根肋木上，用双手抓住第三条弹力带，然后在非代偿的情况下进行三维矫正（顺序为胸椎后凸、侧移和反向旋转；b）。

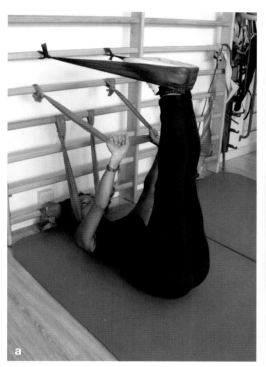
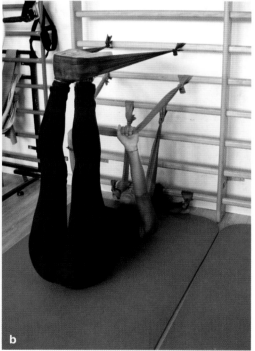

矫正

　　该动作的目的是矫正胸椎侧弯和腰椎侧弯。这个动作可以在不穿戴矫形器（a）和穿戴矫形器（b）的情况下进行。

　　步骤　患者取仰卧位，双脚朝向肋木架。右侧下肢牵拉固定在肋木架上的弹力带以激活腰大肌。左手使用一个体操棒作为固定点，以便在矫正脊柱侧弯时促进胸椎的活动（顺序为胸椎后凸、侧移和反向旋转）。

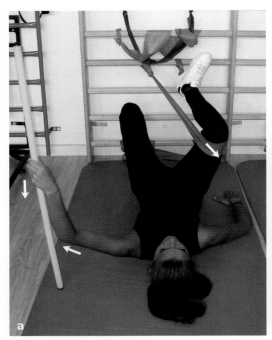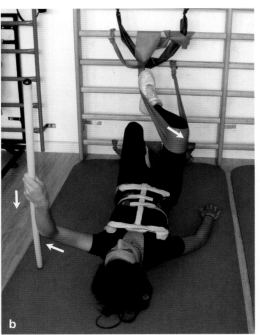

矫正

　　该动作主要用于腰椎侧弯（右侧腰大肌）和胸椎矢状面的矫正。训练可以在穿戴矫形器和不穿戴矫形器的情况下进行。该动作还可以强烈地激活腹部肌肉力量。

　　步骤　患者在肋木架前取仰卧位，在右侧踝关节处施加重力以刺激右侧腰肌。弹力带固定在肋木架上，位置高于头顶。患者胸椎后凸，双手握住弹力带，用力拉动弹力带以促进脊柱的矫正（a）。弹力带作为进行矫正动作时的固定点，患者可以进行胸椎后凸、侧移和反向旋转。患者后背与地面接触，从而促进患者对矫正的感知（即使是最小感知）。右侧下肢抬起超过60°，并轻微外展，这样可以通过激活腰大肌来促进腰椎代偿性侧弯的矫正（b、c、d）。

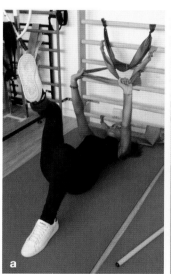 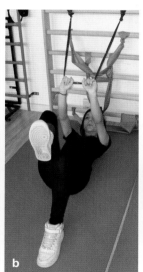 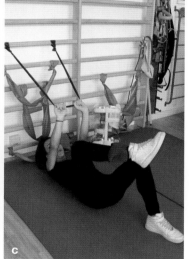

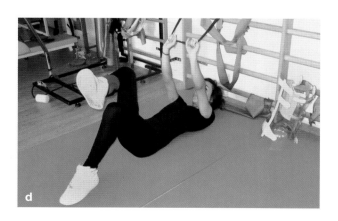

　　弹力带的颜色、阻力和固定的高度应该由治疗师决定，在图a中，弹力带的阻力较大，但是固定的高度较低。

矫正

　　该动作主要用于脊柱侧弯的三维自我矫正。

　　步骤　患者坐在肋木架前的瑞士球上（目的是增加矫正的敏感性）。固定在肋木架上的弹力带环绕在胸部上方；患者将躯干向前移动，从而促进胸椎后凸、侧移和反向旋转（即脊柱侧弯的三维矫正）。左手辅助躯干进行三维矫正；右手放在瑞士球上辅助进行矫正。右腿向后方伸展，用以矫正代偿性侧弯（a、b）。

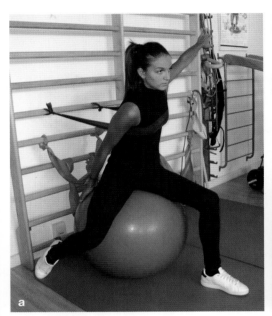
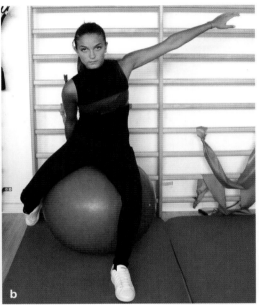

　　　　　　　　　　　　　　　　　　　　　　　　　　　　特发性脊柱侧弯弹力带保守治疗

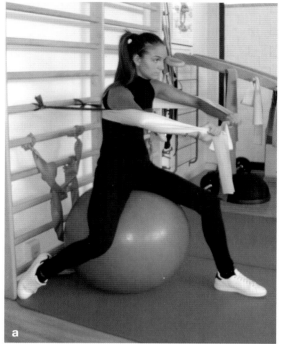

矫正

这个动作主要用于脊柱侧弯的三维矫正。

步骤 患者坐在肋木架前的瑞士球上。第一条弹力带固定在肋木架上并环绕于胸部。第二条弹力带环绕后背和双侧肘关节；躯干轻微前屈；依次进行脊柱的三维矫正，即胸椎后凸（a）、侧移（b）和反向旋转（c）。脊柱侧弯患者常伴随肋骨变形，在肋骨下缘放置的第一条弹力带可以对变形的肋骨施加反向旋转的力。

B组

C组

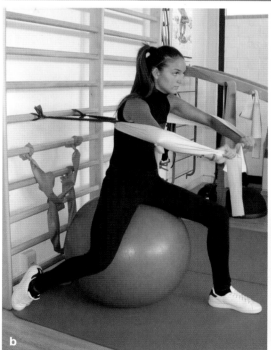

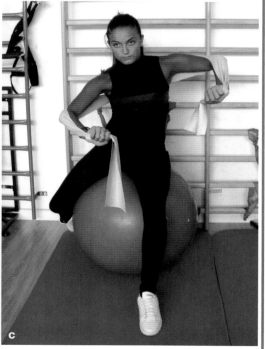

弹性三要素

这个动作主要用于对脊柱进行特定的非代偿性三维矫正。

步骤 患者仰卧于肋木架前。第一条弹力带固定在肋木架的第四根肋木上，患者颈椎放在第一条弹力带上（a）。第二条弹力带环绕在胸椎"剃刀背"位置。左手抓住第二条弹力带，并朝着远离身体的方向进行牵拉，从而加强矫正性动作（b）。第三条弹力带环绕在双侧脚跟处，通过向右旋转，改善腰椎侧弯。由于该动作需要多条弹力带且较复杂，因此只有经验丰富的患者才能进行该动作。

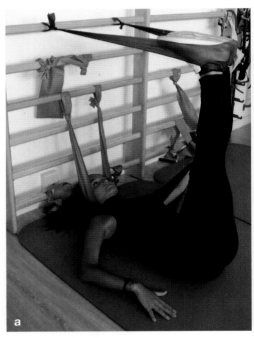

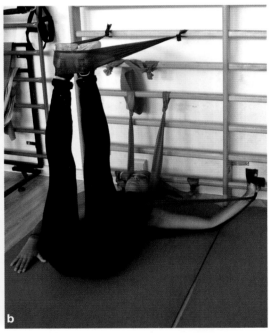

特发性脊柱侧弯弹力带保守治疗

自我矫正

这个动作主要用于脊柱的三维矫正，同时该动作额外强化了对腰椎侧弯的控制。

步骤 第一条弹力带（黑色）缠绕在胸椎"剃刀背"的位置，双手握住第一条弹力带的两端（肘关节仍环绕在弹力带内）。可以在头部放置一个小的重物，以增加脊柱的稳定性。第二条弹力带（浅灰色）用于控制腰椎左侧代偿性侧弯。

双侧膝关节微屈，躯干前屈。左侧上肢拉动弹力带进行三维矫正。可以在双侧膝关节之间夹一个体操球可以有效提高腰椎的稳定性。

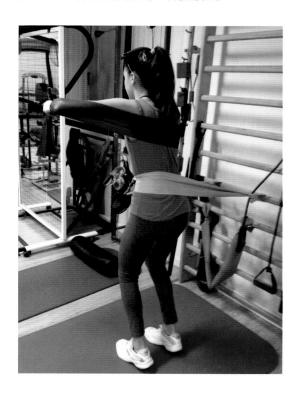

B组

C组

自我矫正

这个动作用于脊柱侧弯的三维矫正，主要针对腰椎侧弯的矫正。

步骤 如图所示，患者右膝跪地，靠近肋木架。将一条弹力带（黑色）环绕在右侧胸椎"剃刀背"的位置，双手抓住弹力带的两端。通过用左侧手臂施加更大的力来矫正胸椎"剃刀背"，从而促进三维矫正。

灰色弹力带固定在肋木架上，且与腰椎左侧侧弯所在位置处于同一水平。灰色弹力带主要用于控制腰椎代偿性侧弯（左侧腰椎侧弯）。

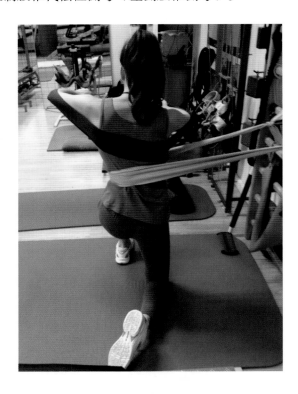

自我矫正

这个动作用于脊柱侧弯的三维矫正，主要针对腰椎侧弯的矫正。

步骤　患者在肋木架上取俯卧位。灰色弹力带环绕在胸椎右侧"剃刀背"的位置。左手紧握弹力带的两端，并将其固定在肋木上。弹力带环绕左侧肘关节，以起到杠杆的作用。

双侧下肢向左侧轻微移动，从而控制腰椎左侧的代偿性侧弯。在两侧膝关节中间放置一个体操球，以提高腰骶部的稳定性。

患者前额靠在肋木架上，保持胸椎后凸。然后，右侧上肢推动紧紧抓住的肋木，左侧上肢拉住肋木，从而逐渐进行脊柱三维矫正（侧移和反向旋转）。

呼吸一如既往地包含两个阶段，即在准备运动时短暂地吸气，在整个矫正过程缓慢而持久地呼气。

B组

C组

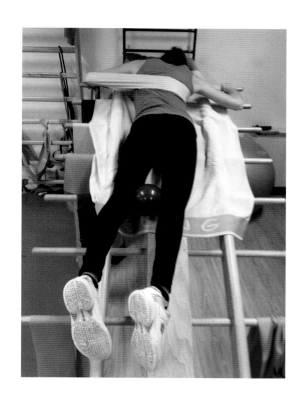

先天性骨骼结构异常

在研究先天性骨骼结构异常的患者时，治疗方法和适应证要充分考虑患者对美的需求和对疼痛的敏感性。训练时要始终避免出现疼痛。

训练建议包括：

• 腹部、椎旁、上肢、下肢强化和脊柱稳定性训练。

• 肌力和柔韧性训练：腰肌、臀肌、胸肌和抗重力肌。

• 呼吸训练。

• 协调性训练。

• 本体感觉训练和外部感知训练（这些训练具有提供刺激的功能，也许可以帮助改善体态）。

• 能够减轻一般性疼痛，同时又能够改善身体相关部位功能的训练。

• 核心稳定性训练。

此外，要避免脊柱灵活性训练，因为随着时间的推移，脊柱灵活性的增加可能会促使脊柱侧弯度数恶化。但是，为了避免疼痛，灵活性对于脊柱外关节的活动能力很有用，它可以释放脊柱上的内源性和外源性应力。核心区域的稳定性强化训练在预防和治疗脊柱疾病中起着非常重要的作用，尤其是成人脊柱侧弯。核心稳定性是指形成和维持良好运动控制的能力。特别是腰和骨盆区域，核心稳定性能够为运动创造一个坚实的基础条件。在核心稳定中被激活的肌肉包括腹直肌、腹横肌、腹内斜肌、腹外斜肌、腰方肌和背肌。深层肌肉，即腹横肌、多裂肌、腹内斜肌、椎旁肌和盆底肌，是支撑腰椎从而稳定核心区的关键。

三维方向上的胸椎侧弯矫正和腰椎侧弯的控制

步骤 患者坐在瑞士球上，弹力带的末端固定在身体左侧，患者左臂高于右臂，这样有利于三维矫正。腿部的位置是为了对抗弯腰。这项训练也适用于出现疼痛症状的成人脊柱侧弯患者。

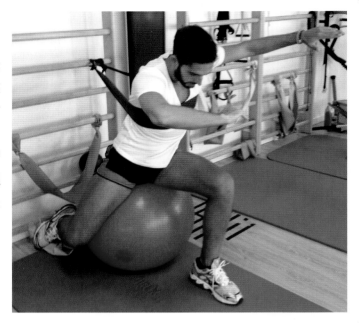

拉伸腰大肌

训练的目的是通过增加肌肉起点（T12~L5）到小转子间的距离逐渐拉伸腰大肌，使肌节重新在肌纤维内串联起来（如果在评估中发现明显的腰大肌缩短，该训练可能非常有用）。

步骤 在髌骨上方和足背区域分别放置一条弹力带，腿部轻微抬离地面。充分伸展大腿和躯干之间的夹角。在训练过程中，可以使用一些工具（如两个体操棒）以保持躯干的伸展。

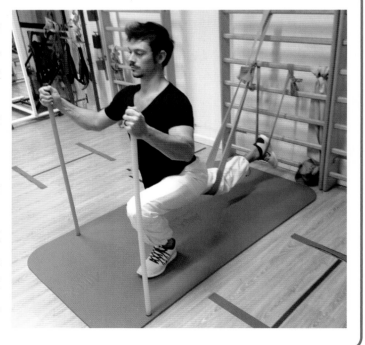

松解训练

使用Rovatti平衡训练器（Rovatti Balance）进行的这一训练能够在很大程度上松解颈后部肌肉。

步骤 头部置于弹力带中间，保持颈部最大限度地放松（头部应保持在距离地面5~20 mm的位置）。双腿置于瑞士球上，保持完全放松。

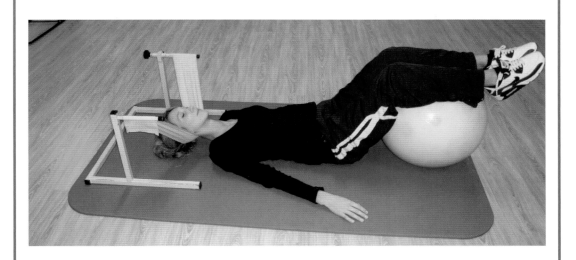

Rovatti平衡训练器：该训练器安装有一条弹力带，可将其调节到保持稳定所需的张力（可调）。它用于松解颈部和背部肌肉（商标为Rovatti计划®）。

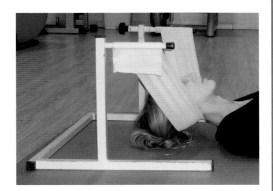

D组

腰骶部屈曲放松

步骤 将两条最大强度（最大密度和阻力）的弹力带连接在肋木架较高的位置上，患者坐在瑞士球上，双手牵拉弹力带，然后骨盆向后滑，能够有效缓解腰骶部的压力（a、b）。

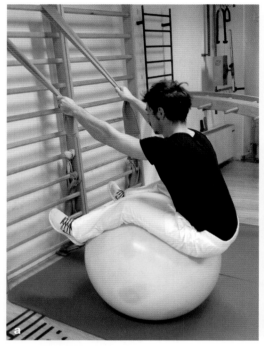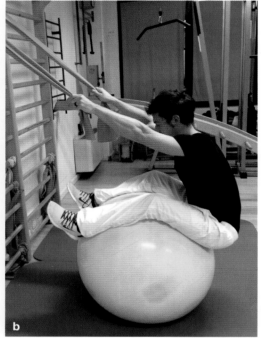

腰部伸展放松

本练习适用于腰椎后凸和下肢神经根疾病。

步骤 将两条弹力带固定在肋木架较高的位置上。患者双手分别抓住一条弹力带，身体在两个瑞士球上伸展，较大的瑞士球放在背部，较小的放在腿后部，双手牵拉弹力带。患者缓慢降低骨盆，获得一个腰部伸展的牵引力，从而改善生理曲线。

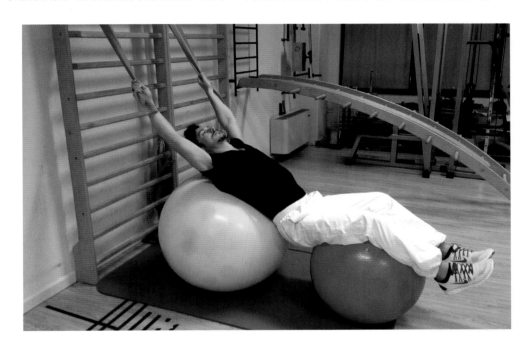

D组

练习6.6

腹部强化和脊柱稳定性训练

步骤 患者处于仰卧位，双腿离开地面，屈膝、屈髋呈直角。双膝之间夹一个健身实心球，头部轻微抬起，双手握紧并拉动固定在肋木架上的弹力带（a），同时左右旋转摆动身体，以实现对三个空间平面（后凸、侧移、旋转）进行轻微校正（b）。

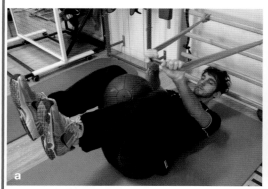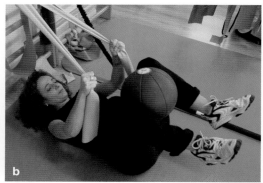

a.男性患者使用阻力较大的弹力带；b.女性患者使用阻力较小的弹力带

练习6.7

核心稳定性训练

这项训练的目的是强化臀肌和下肢力量，保持骨盆的稳定性。

步骤 弹力带置于骨盆上方，双脚放在瑞士球上，双侧上肢置于身体两侧，双手固定弹力带，骨盆抗阻抬起。

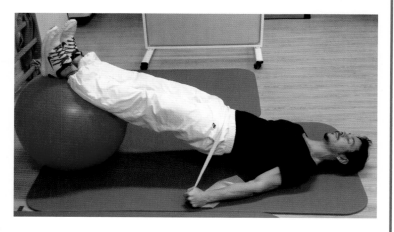

特发性脊柱侧弯弹力带保守治疗

被动Antalgic拉伸

这项训练是用Ro-Plan Fly设备来完成的，这是一种由Rovatti计划®设计并获得专利的设备。

步骤 腰围固定在骨盆区域，用几条最大阻力的弹力带固定腰围（这些必须根据患者的体重进行校准）。脚固定在设备起始位置，整个身体以一种自然的方式向前降低（a）。膝关节半弯曲，身体保持平衡，以实现被动拉伸（b）。一旦患者处于椎体压力释放和椎旁肌张力降低的位置，患者就开始在三维空间内进行矫正。左臂向左延伸（c、d），有利于脊柱的侧移和旋转。

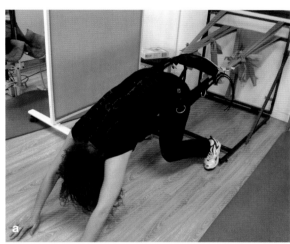
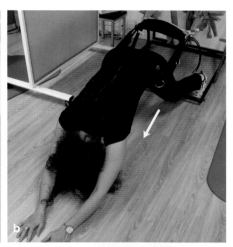
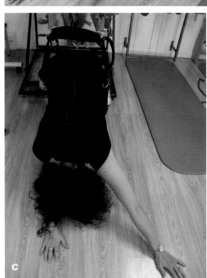
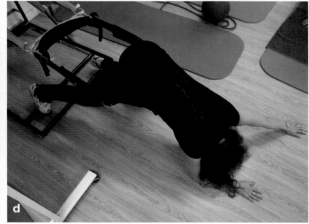

核心稳定性训练

仰卧位提臀，以加强腰和骨盆区域的稳定。

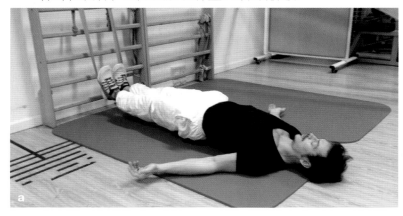

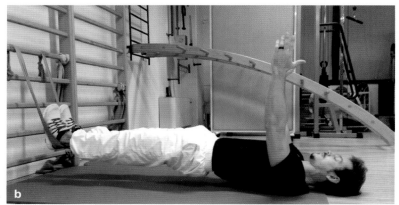

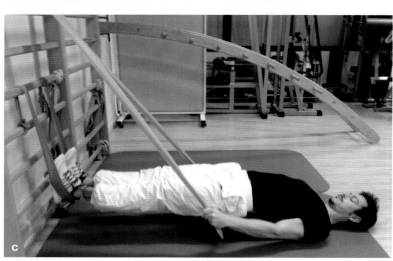

步骤 患者处于仰卧位（a），将脚后跟固定在弹力带上；提臀，保持腰椎和骨盆的控制能力（骨盆后倾、骨盆稳定；b）。

变式 为了增加腰和骨盆区域的稳定性，可以让患者抓握两条固定在较高肋木上的弹力带（c）。

核心稳定性训练

　　该动作通过患者在仰卧位抬起双腿激活核心。这个动作的主要目的是通过保持脊柱的中立位来改善腹肌的控制能力。

　　步骤　患者处于仰卧位，在腰椎（a）下面放置一个体操棒或笔，以帮助保持腰椎中立位（既没有太多的压力，也不过分分离）。通过牵拉肋木架上的弹力带（b）激活核心；然后屈髋、屈膝90°，根据腰椎与体操棒或笔的接触或分离情况调整下肢与身体的距离（c）。

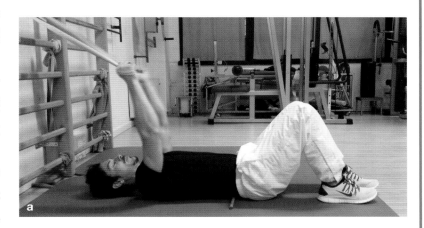

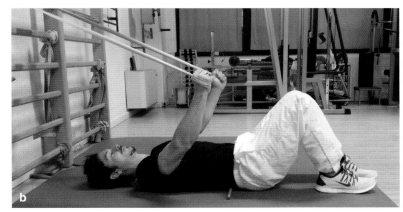

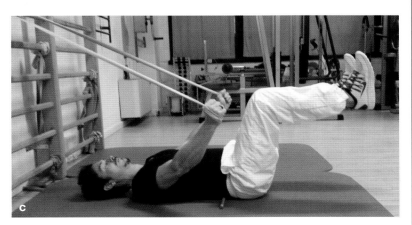

D组

核心稳定性训练

患者在四点跪位进行核心稳定性训练。这项训练的目的是在不稳定因素（弹力带）存在的情况下，激活腹斜肌（具有防止骨盆旋转的作用）来保持核心稳定。因此，该动作有助于提高腹肌在控制脊柱和骨盆稳定中的动作表现，以防止旋转。

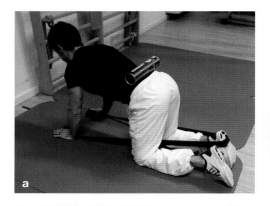
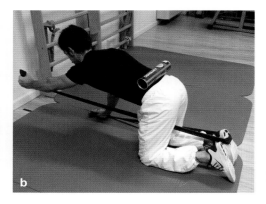

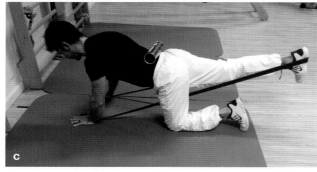

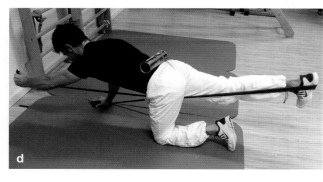

步骤 患者四点跪位，调整身体位置（双膝与双肩等宽），将身体重量平均分配在四个支撑点上（a），弹力带固定在一只脚后面，用手抓住两端，背部保持中立位。此时核心被激活，特别是腹斜肌，以避免在训练过程中骨盆旋转。动作开始时持有弹力带的手臂做屈曲运动（b）。如果运动进行得当，则进入第二阶段，下肢对抗弹力带的阻力向后伸展并保持（c）。只有当患者能够保持姿势且不发生代偿或旋转时，才可进入第三阶段（d）。每个姿势都要至少保持10 s。

为了避免做这项训练时姿势不正确，最好在腰部放置一个圆柱形物体（也可以使用塑料瓶），如果姿势正确（中立位），物体就不会掉落。

核心稳定性训练

　　该动作主要通过瑞士球帮助患者在四点跪位激活核心。该动作的主要目的是使用激活工具（瑞士球）保持身体稳定。

　　步骤　瑞士球倚靠墙壁或肋木架。弹力带环绕在患者臀部。患者身体呈四点跪位状态，双臂支撑与肩等宽，双手（夹紧弹力带的两端）按在地板上（a）。保持脊柱中立位，腹部用力收缩，臀部向后坐（b），上肢（手中抓握弹力带）前屈（c），保持10 s，避免身体旋转。

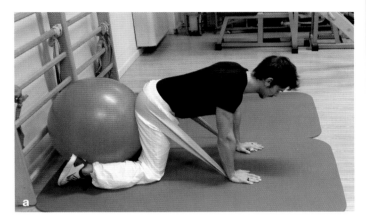

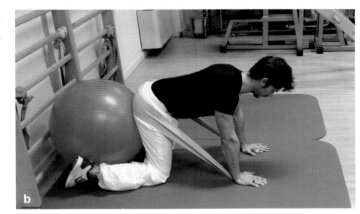

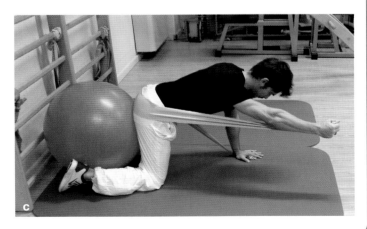

D组

核心稳定性训练

患者仰卧在泡沫轴上完成该动作，保持腰椎、骨盆区域稳定。

步骤　患者仰卧在泡沫轴上，弹力带环绕在肋木架上（a），双手抓握弹力带向下拉（b）；患者保持脊柱与泡沫轴相接触。患者通过先抬起一条腿（c），然后再抬起另一条腿（d）来保持平衡，从而加强核心的稳定。

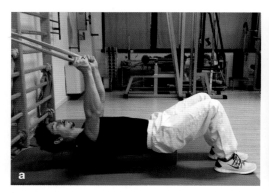
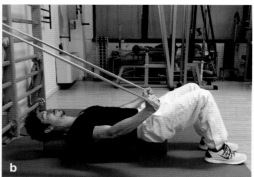
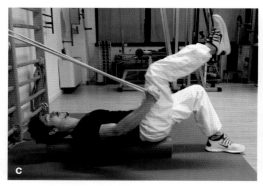
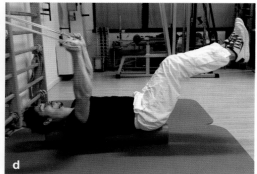

核心稳定性训练

该训练将体操棒作为旋转的不稳定元素，患者在这个过程中努力保持站立状态下的稳定性。其目的是减少作用于脊柱的旋转，保持身体稳定。

步骤 弹力带固定在体操棒的末端和肋木架上（不对称的不稳定动作）。患者保持身体直立，手臂握住体操棒向前伸展，保持身体稳定。然后，将弹力带同侧的腿抬到90°，同时保持腹肌稳定，避免旋转（a）。在完成第一级运动后，患者将弹力带同侧的下肢慢慢放下，然后抬起另一侧下肢，过渡至下一级动作（b）。最后，将弹力带系到另一侧，然后重复这项训练。

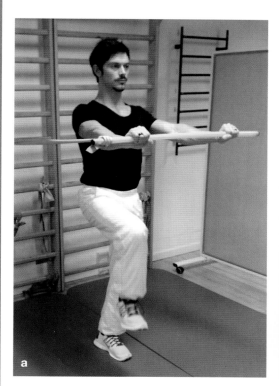 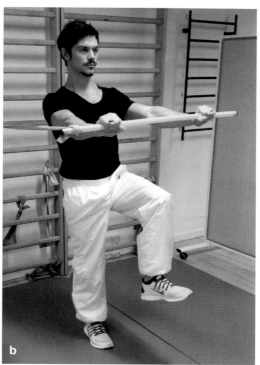

D组

核心稳定性训练

　　该动作为主动直腿抬高，其目的是通过上肢伸展所提供的预激活来重建核心稳定，还可以通过直腿屈髋和稳定骨盆（激活臀部），提升下肢交替运动的能力。

　　步骤　患者从仰卧位（a）开始执行如下动作：伸展上肢，牵拉弹力带（b）；在不破坏骨盆稳定的情况下抬起下肢，保持下肢和脚的位置（c、d），稳定2~3 s，然后放下，重复6~8次后换另一侧下肢。放下下肢后，每次重复进行该动作时都必须放松和重新拉紧弹力带。

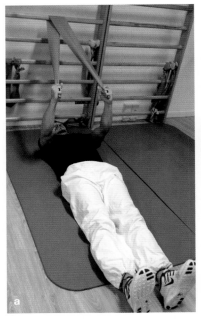
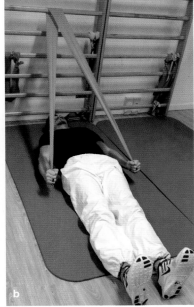
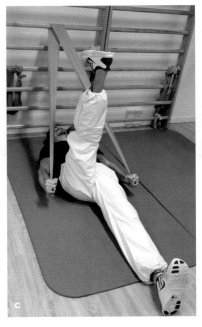
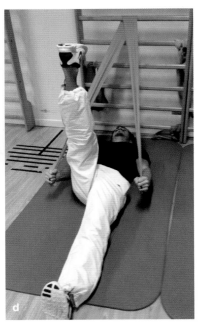

核心稳定性训练

　　患者在站立位激活核心。该训练的目的是通过上肢伸展所提供的预激活来重建核心激活顺序。

　　步骤　患者处于站立位，尽可能调整至脊柱正常的生理弯曲状态，患者对抗弹力带的阻力，将上肢向后伸展（a），然后屈髋、屈膝90°（b）。支撑侧下肢保持伸直，依靠臀肌的激活来完成。

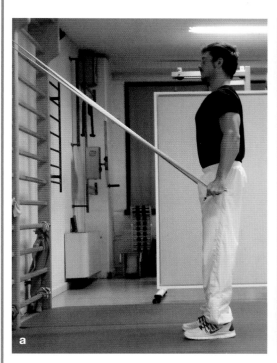 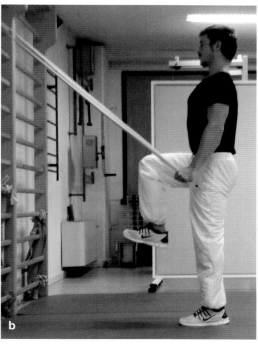

D组

核心稳定性训练

在进行该训练时，患者双手需紧握弹力带，以增强保持腰椎稳定的能力。

步骤 从四点跪位姿势开始，患者抓住两条或一条固定在肋木架上的弹力带（需要适度的张力）的末端。患者努力保持身体的稳定性，使身体逐渐进入紧张状态，从而在不造成腰背部异常张力（打破身体正常的生理弯曲）的同时激活核心。这项训练可以背对肋木架（a、b）或面朝肋木架（c、d、e）进行。

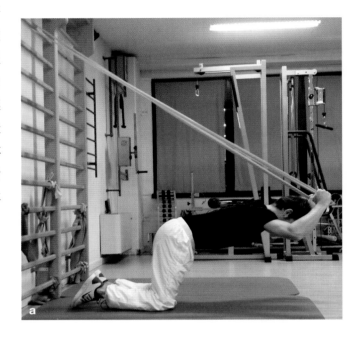

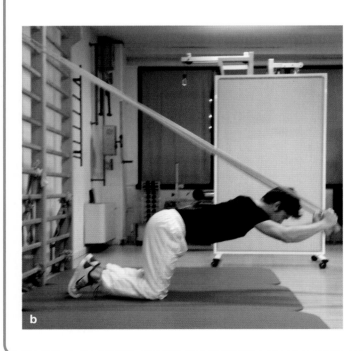

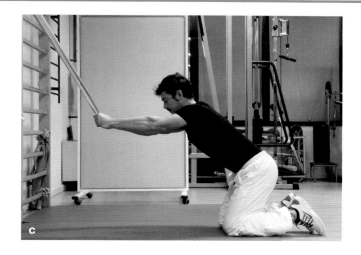

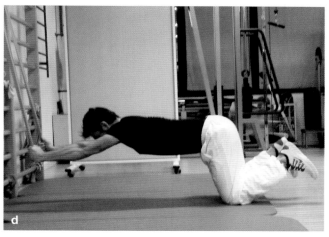

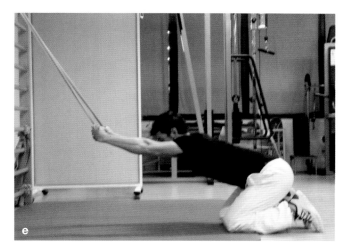

核心稳定性训练

在脚支撑不稳定的情况下进行平板支撑，以增加稳定肌保持腰椎骨盆区域稳定的能力。

步骤 患者将肘部支撑在地板上，并将双脚背放在弹力带上。患者使脊柱曲线保持在正常状态，并保持这个姿势10~20 s，激活核心（a、b）。

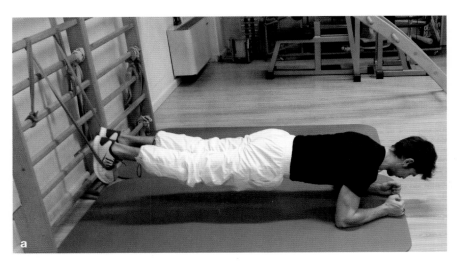

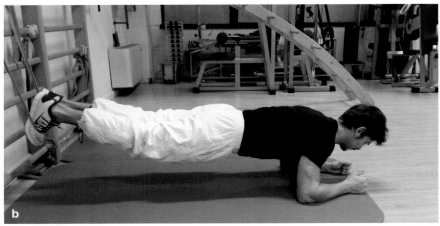

核心稳定性训练

　　该动作为具有弹性反作用力的侧桥，其主要目的是在外部不稳定力的作用下，保持脊柱节段在侧桥位置的稳定，从而提高核心区一侧筋膜链的功能。

　　步骤　患者身体呈侧卧位，一条弹力带缠绕背部，放在前臂下方，用手抓住。身体抬起，一侧前臂和双脚放在地上，保持身体曲线。在第一阶段（a），手臂至少保持向上伸展10 s。然后，手臂向前拉动弹力带（b），获得前后方向的反作用力。一旦达到适当的运动量，用一条阻力较小的弹力带环绕两只脚，然后下肢外展，此姿势保持10 s（c、d）。

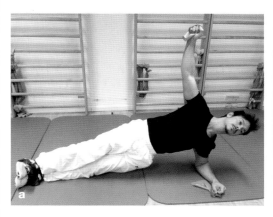
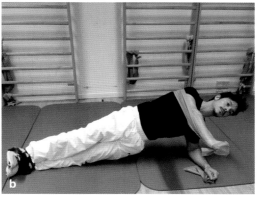
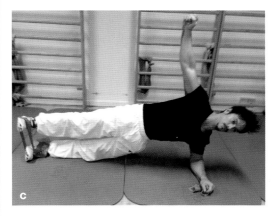
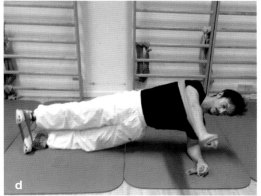

D组

Antonini G, Negrini S, Cararziona R, Marinoni E. Evolutività della scoliosi. In: Monografie Gruppo di Studio della Scoliosi. Vigevano: GSS, 2000.

Badelon B, Boitier C. Les tractions vertébrales. （33° Numéro specialisè）. In: Encyclopedie médico-chirurgicale Kinésitherapie Rééducation fonctionnelle. Paris: Edition Technicques, 1985.

Becchetti S. Diagnosi e prognosi della scoliosi: ultime acquisizioni. Le Scienze Motorie 1993; 2: 11-19.

Biot B, Mollon G, Ollier M, Stortz M. Attitudes scoliotiques. （48° Numéro specialisè）. In: Encyclopedie médico-chirurgicale, Kinésitherapie Rééducation fonctionnelle. Paris: Edition Technicques, 1992.

Capurso U, Marini I, Alessandri Bonetti G. I disordini cranio-mandibolari: fisioterapia speciale stomatognatica. Bologna: Edizioni Martina, 1996.

Chahuneau J. Techniques de rèèducation respiratoire. （31° Numéro specialisè）. In: Encyclopedie médico-chirurgicale Kinésitherapie Rééducation fonctionnelle. Paris: Edition Technicques, 1984.

Charrière L, Roy J. Kinésithérapie des déviations latérales du rachis. II edition. Paris: Masson, 1973.

Charrière L, Roy J. Les déviations antéro-postérieures du rachis. （12° Numéro specialisè）. In:Encyclopedie médico-chirurgicale Kinésitherapie Rééducation fonctionnelle. Paris: Edition Technicques, 1978.

Clarkson HM. Valutazione cinesiologica. Milano: Edi.Ermes, 1991.

Corigliano A, Ceppatelli S, Dafra C, Mencarelli M. Il dolore nella grave scoliosi dell'adulto. In: P. Sibilla, S. Negrini （eds）. Il trattamento della lombalgia. Milano: Edi.Ermes, 1996; pagg. 35-39.

Costanzo G, Cellocco P, Ranieri A. Corsetti per scoliosi secondo le diverse scuole terapeutiche: prescrizione, costruzione, collaudo ed esercizi spe cifici. Stato dell'arte nel trattamento conservativo delle scoliosi. In: Rachide e riabilitazione multidisciplinare. Terzo Evidence-Based Meeting, Vigevano: GSS, 2007.

Cristofanilli M. Nuove metodiche chinesiterapiche nella rieducazione delle scoliosi con tecniche basate sugli equilibri. Le Scienze Motorie 1990; 3: 32-38.

Cristofanilli MA. 1° Congresso società spagnola di fisioterapia. Barcellona, 1994.

Cunha HM, Cesarani A, Ciancaglini R, et al. Postura, occlusione, rachide: problematiche interdisciplinari. Bassano del Grappa: Edizioni C.P.A., 1992.

Daniels L, Worthingham C. Esercizi terapeutici, Roma: Verduci Editore, 1980.

Ducongè P. La scoliosi in età evolutiva. In: Atti del XIX Congresso GEKTS, Modena, 1991.

Ducongè P, Guilloux R. La scoliose aujourd'hui, la scoliose demain. Lyon: Groupe Europeen kinesith-erapique travail scoliose（GEKTS）,1992.

Efther G, Prau JP. Méthodes gymniques de rèeducation vertébrale.（45°Numéro specialisè）. In: Encyclopedie médico-chirurgicale, Kinésitherapie Rééducation fonctionnelle. Paris: Edition Technicques, 1991.

Fusco MA. Trattato di Posturologia. Vol. 1° Introduzione alla posturologia. Avellino: VIP Servizi Edizioni, 2004.

Gans M. Méthodes gymniques de rèeducation vertebrale.（25° Numéro specialisè）.In: Encyclopedie médico-chirurgicale, Kinésitherapie Rééducation fonctionnelle. Paris: Edition Technicques, 1981.

Greissing H, Zillo A. Zilgrei: come eliminare da soli il mal di schiena e i dolori da artrosi lombare. Milano: Mondadori, 1998.

Kapandji IA. Fisiologia articolare. Roma: Marrapese Editore, 1983.

Kos B. 1200 esercizi di ginnastica. Roma: Società Stampa Sportiva, 1973.

Mariotto F. Rieducazione psico-motoria e ginnastica ortopedica nelle alterazioni morfolofiche funzionali e strutturali. 2° edizione. Milano:Sperling&Kupfer,1974.

Massara G. Attualità in chinesiterapia. Roma: Edizioni Marrapese, 1991.

Mazzocco G. Chinesiologia itinerante. In: Atti del Convegno Nazionale UNC, Venezia 1985.

Negrini S, Sibilla P. Il peso degli zainetti scolastici. Un problema di salute pubblica? Milano: Fondazione Don Carlo Gnocchi, 2000.

Negrini S, Sibilla P. Le deformità vertebrali: stato dell'arte. Volume 1°, Vigevano: GSS, 2000.

Negrini S, Sibilla P. Le deformità vertebrali: stato dell'arte. Volume 2°, Vigevano: GSS, 2001.

Niquet G, Bierry L, Bierry M. Controindicazioni alla pratica sportiva. Roma: Marrapese Editore, 1982.

Perdriolle R. La scoliosi: suo studio tridimensionale. Milano: Ghedini, 1982.

Perricone G, Bilotta TW, Prioli L. Scoliosi e cifosi. Bologna: Istituto Ortopedico Rizzoli, 1987.

Perricone G, Bilotta TW, Prioli L. Scoliosi e cifosi. Ortesi: quando, come perché. Bologna: Istituto Ortopedico Rizzoli, 1987.

Pirola V. Cinesiologia, Milano: Edi Ermes, 1999.

Pirola V. La chinesiterapia nella rieducazione delle scoliosi. I metodi. Vol I. Milano: Sperling&Kupfer, 1993.

Pivetta M. Trattamento chinesiterapico delle scoliosi in gesso e corsetto: esercizi di routine e nuove tecniche. Le Scienze Motorie 1993; 2: 55-62.

Pivetta S. Atlante di ginnastica correttiva. Milano: Sperling&Kupfer, 1981.

Pivetta S. La tecnica della ginnastica correttiva. Scoliosi ad indicazione chirurgica, ortopedica, conservativa. Volume 2°. Milano: Sperling-&Kupfer, 1975.

Pivetta S. Le basi e la tecnica della ginnastica correttiva. Parte 1ª. Milano: Istituto Superiore di

Educazione Fisica della Lombardia,1970.

Pivetta S. Le premesse della ginnastica correttiva. Milano: dispense ad uso degli studenti ISEF, 1970.

Pivetta S. Paramorfismi giovanili. Milano: Sperling-&Kupfer, 1970.

Revel M, Morin C. La reprogrammation sensori-motrice. (32°Numéro specialisè).In: Encyclopedie médico-chirurgicale Kinésitherapie Rééducation fonctionnelle. Paris: Edition Technicques, 1984.

Rigo M, Weiss HR. Il metodo Schroth nella rieducazione delle scoliosi idiopatiche: aspetti nuovi e tradizionali. Le Scienze Motorie 1993; 3: 18-31.

Rigo M, Weiss HR. Il metodo Schroth nella rieducazione delle scoliosi idiopatiche: parte 2°: i risultati. Le Scienze Motorie 1994; 1: 15-21.

Sarchi P, Fronte F, Giudici P, et al. Corsetto di Risser e adeguamento cardiorespiratorio all'esercizio muscolare. Le Scienze Motorie 1994, 1: 37-41.

Schmid C, Geiger U. Rehatrain. Esercizi di resistenza elastica. Milano: Edi.Ermes,1998.

Sibilla P, Negrini S. La valutazione del paziente scoliotico. In: Monografie Gruppo di Studio della Scoliosi. Vigevano: GSS, 1998.

Stagnara P, Charriere L. Les déviations antéro-postérieures du rachis. (11° Numéro specialisè). In: Encyclopedie médico-chirurgicale Kinésitherapie Rééducation fonctionnelle. Paris: Edition Technicques, 1977.

Stagnara P, Mollon G, De Mauroy JC. Rieducazione delle scoliosi. 2° edizione. Milano: Ghedini, 1992.

Toso B. Back School. Milano: Edi.Ermes, 2003.

Troisier O, Bilan articulaire. (44°Numéro specialisè). In: Encyclopedie médico-chirurgicale, Kinésitherapie

Rééducation fonctionnelle. Paris: Edition Technicques, 1990.

Valade D, Bleton JP, Chevalier AM. Rééducation de la posture et de l'équilibre. (37°Numéro specialisè). In: Encyclopedie médico-chirurgicale, Kinésitherapie Rééducation fonctionnelle. Paris: Edition Technicques, 1987.

Various Authors. La scoliosi. Nuovi orientamenti diagnostici prognostici terapeutici. In: Atti del XX Convegno Nazionale di Chinesiologia, Vicenza 21-23 novembre 1980.

Various Authors. La scoliosi in età evolutiva: attualità e tecniche di trattamento a confronto. In: Atti del XIX Congresso G.E.K.T.S. di Modena 18-19 ottobre 1991.

Various Authors. La scoliosi, nuovi orientamenti. In: Atti del XXX Convegno Nazionale di Chinesiologia, Vicenza 1990.

Various Authors. La scoliosi. Nuovi Orientamenti diagnostici e prognostici. In: Atti del Congresso 20-21 aprile 1985. Modena 1986.

Various Authors. Le scoliosi: trattamento ortopedico lyonese nella scoliosi. Tecnica di rieducazione respiratoria nella scoliosi idiopatica grave, Firenze: Edizioni Pro Juventute,1978.

Various Authors. Scoliosi e Riabilitazione, esperienze a confronto. In: Atti del Congresso Internazionale di Milano, 29-30 novembre 1985. Milano: Fondazione Pro Juventute Don Carlo Gnocchi, 1985.

Various Authors. Scoliosi: nuove prospettive diagno stiche e terapeutiche, Atti Convegno, Rozzano: USSL76, 1982.

Various Authors. Scoliosi. Moderne prospettive diagnostiche e terapeutiche. In: Atti del Convegno

23 ottobre 1992.

Weistein Sl. Evolutiva e conseguenze a lungo termine della scoliosi idiopatica. In: Monografie Gruppo di Studio della Scoliosi. Vigevano: GSS, 2000.

Wirhed R. Abilità atletica e anatomia del movimento. Milano: Edi.Ermes, 1986.

Xhardez Y. Vademecum del chinesiterapista, tecniche, patologia, indicazioni, Roma: Marrapese Editore, 1982.

特发性脊柱侧弯弹力带保守治疗

Emanuele Rovatti 访谈

您对脊柱侧弯及其治疗的兴趣从何而来？您的职业道路是如何随着这一主题的研究而发展的？

热忱、好奇心和激情一直是我职业生涯和个人研究中的关键词。

这种热忱始于我在学习期间遇到的米兰ISEF（高等体育学院）讲师——Sergio Pivetta教授。在第一次邂逅这种新奇的方法后，我开始以越来越多的好奇心和注意力沉浸在矫正训练的世界里。

但在20世纪七八十年代，我遇到了可能是我进行脊柱侧弯研究的最重要原因，当时我有幸结识了脊柱侧弯研究和治疗领域的一位开拓性国际知名人物——矫形专家、米兰Gaetano Pini医院副院长、米兰Don Gnocchi医院院长Paolo Sibilla教授。

Sibilla是公认的脊柱侧弯和脊柱病理问题专家，他对学习、研究和传播知识充满热情。他从不拒绝发表意见、参加会议、更新现代研究方法和途径，以解决他热衷研究的问题，他总是带着才华和热情这样做。我跟随Sibilla教授学习了几年，陪同他参加了许多会议和学术论坛。

从我开始从事这一领域，我就把我的患者介绍给Sibilla教授，以至于他使用了"Rovatti's Day"一词，用来形容讨论和对比我在工作中发现的临床病例的漫长夜晚。

从那时起，我一直在各种与我们工作相近的学科——人体工程学、运动疗法和骨科进行个人研究、培训和成长。此外，我在职业医学领域也有丰富的工作经验。

您一直和您的患者一起在健身房工作。您能说一说理论、实践和观察之间的关系吗？

拥有40年的经验真的意义重大。有些东西在书本上是学不到的，对我来说，实践、观察和会诊患者都是必不可少的。

截至今天，我跟踪了大量真实的脊椎病变和相关疾病的病例，每年约有700人经常光顾Rovatti计划®健身房。我每周基本上接诊20多名新患者，这些患者包括同事、骨科专家、我认识的人或经常光顾Rovatti计划®中心的人推荐给我的。

治疗计划是为他们每个人量身定制的。该方法总是从有条理和准确的姿势–运动功能学检查开始的，与整个治疗团队共享。然后，在持续不断的监督下，患者开始在健身房进行具体的个人治疗计划。

治疗、改善和（或）治愈一例脊柱侧弯需要多长时间？请问您可以分享一下您处理的病例吗？包括患者年龄和临床病情严重程度等。

每个病例都是与众不同的，有许多因素可能会影响这类疾病的病理学进程。患者（通常是非常年轻的男孩和女孩）遵循他们的医疗处方、治疗说明和矫正计划的决心和责任心是不应忽视的关键因素。同时，动机也起着重要作用。

如果我们谈论的是不严重的脊柱侧弯和类似的情况，我通常会在整个青春期和个人发展阶段跟踪患者的病情。很多时候，如果病情没有进一步发展到病理阶段，我会建议中断治疗，以便将治疗转变为运动/娱乐方式，这有时可以作为对青少年努力付出的奖励。

不仅需要谈论治疗和改善情况，最重要的应该是预防脊柱侧弯疾病。正如我们所知，在白种人和处于高度工业化社会与环境严重污染地区的人群中，脊柱侧弯相关疾病的发病率更高。

我认为，如果每个人在青春期时都有机会更好地了解自己的脊柱，这对他们成年后将是一个很大的优势，在许多情况下可以避免或减少普遍出现的问题。

除了在日常生活中引入基本的姿势和人体工程学原理，还可以通过人体运动学姿势检查或者在优秀的体育教练的帮助下，通过学术路线传播关于这个主题特有的基本知识，从而避免背部问题和真正的脊柱疾病。

我在学校任教多年，而且是中学体育教师和运动治疗师互动的大力支持者与推动者。

结构性脊柱侧弯，也就是真正的脊柱侧弯，能得到改善或完全治愈吗？

数十年的工作和数以千计的患者已经证明，即使是严重或非常严重的脊柱侧弯病例，也可以取得令人满意的效果。但请记住，脊柱侧弯是无法消除的。多年来，我们工作的目标是获得良好的审美外观、控制疼痛，最重要的是脊柱的正常功能，使患者在某些活动或行业中的工作不受限制。

疗效往往与患者的毅力和决心有关。在治疗方案的制订和不断验证中，这些因素与严谨、科学的方法同等重要。

有时，当主要与年轻患者和青少年患者打交道时，以及面对与这个特定年龄的个人发展相关的所有问题时，与患者的合作和建立良好关系会有很大帮助。

应该让年轻人对通过自己的努力所能取得的结果充满信心。健身房的集体训练对此也非常重要，即使每个人都遵循不同的计划，但问题的比较和分享是根本。

这项工作的最终目标是，18~20岁的患者（即在治疗结束和身体发育成熟时）可能拥有良好的外观，可能侧弯度数有所改善，也可能只是没有恶化。在骨骼完全成熟时，需要评估是否有良好的身体外观，如腰部三角区和脊柱生理弯曲是否改善。最重要的是，使患者不会出现可能对他们的职业发展或自尊产生不利影响的痛苦，

特发性脊柱侧弯弹力带保守治疗

不会在疼痛的伴随下成长为成人。

在您的职业生涯中，您治疗过多少病例？成功率是多少？

在40年的职业生涯中，我接诊了数千例患者。我与幼儿、青少年和成人都一起合作过，其中大多数人已经合作了很多年，或者至少在整个发育阶段一直合作到成年。许多成人接受治疗长达10年或20年之久，所以要继续为他们制订个性化的训练。大多数脊柱侧弯病例的平均随访时间是从Risser 0到Risser 5+，换句话说，就是整个青春期前阶段和发育成熟阶段。

在我接诊过的患者中，并非所有人都患有真正的疾病。但我可以肯定的是，我已经了解了脊柱侧弯病理的全部内容。手术前后的病例，我也追踪了许多准备穿戴矫形器的、在持续穿戴矫形器阶段的（有时会持续几年）及最后去除矫形器的病例。当无计可施，脊柱侧弯又呈进行性发展，无论是健身房训练还是矫形器都没有效果时，需要石膏治疗，甚至需要进行手术治疗。在这个微妙的阶段，我也与许多患者合作过，这通常需要连续打3次石膏，每次戴4个月（在这方面也有许多流派）。当然，这种治疗方法会给年轻患者带来许多心理和生理上的困难，因为在穿戴石膏期间，肌肉必须得到支持和加强，而且当这些患者面对困难时，我们必须帮助他们。

当病情显著恶化并预示着严重的心肺功能状况或社交生活不佳时，可采用手术治疗，手术治疗已经被证明可以明显改善患者的功能和外观。

2011年，我在米兰的Gaetano Pini医院看到了一次出色的脊柱侧弯矫正手术，手术将脊柱侧弯度数从65°~70°减少到19°。我向治疗团队表示祝贺，但骨科医生本人也证实，之所以能取得如此显著的效果，还要归功于手术前进行了大约1年的良好运动治疗准备。

许多脊柱侧弯在45°~50°、"剃刀背"大于20 mm、生理生活状况正常的成年患者都取得了良好的治疗效果。许多人仅仅通过多年来坚持不懈的矫正训练（每周两次）就能获得良好和出色的效果。患者在日常训练中感觉良好，特定运动和矫正训练被人们积极地视为日常生活的一部分，这也是一个值得强调的结果。

有些患者从小就开始接受治疗，成年后又重新接受治疗，因为他们还记得通过坚持不懈训练获得的幸福感。

截至目前，我接诊了大约50名穿戴矫形器的患者。

您在与患者的互动中取得了哪些成果？

我接诊过的几乎所有患者都在心理和生理方面取得了明显的进步。显然，就像所有情况一样，也有例外。

在我治疗过的数千例患者中，我把与每个患者治疗计划相关的客观数据和资料收集整理在一个档案库中，目前正在进行数字化处理。因为经过这么长时间和这么多的实验研究，有必要将这些数据按照精确的参数客观地整理出来，供科学研究使用。第一批精确的统计数据——平均成功率、治愈率、放弃治疗的比例，或者坚持经常去健身房并按照自己的个性化计划进行训练的比例，非常有趣和鼓舞人心，首先证实了所走道路的适宜性。

记得20世纪80年代初，我应邀参加会议时，我谈到了我的方法，坚持"获得意识"这一关键概念。虽然我的方法已经经过多年的试验，但我仍然感到一种困难，那就是如何确认我所获得的结果是具体的、可重复的，而不是巧合的，是归因于方法本身的。如今，通过研究和分析数百份医疗记录所得出的数字和统计数据证明了这一点。

20世纪70年代初，人们认为脊柱侧弯是肌肉问题，当时使用的是肌肉生物力学治疗方法，这种治疗方法在20世纪80年代初仍然很普遍。与之相反，我根据Sibilla和里昂流派的"感知觉"的概念，使用了"大脑皮质"方法，也就是说，这种方法基于大脑控制一切的原理。因此，新的、正确的姿势信息可以传递给大脑，并被患者内化。

那时候，我的思维非常缜密，也正是因为这种激情，我才会跟着"感知觉"向前迈进。因此，我很早就采用了大脑皮质类型的方法，努力获得"感知觉"，但并没有理性地认识到这一点。

我的工作一丝不苟，通过触摸患者，用我的手"倾听"他们的身体和他们对刺激的反应，并与患者分享他们自身的情况——这让我在不经意间获得了比我的同事们更好的疗效。

那么，您的独特疗法就是由此诞生的吗？

是的。我多年来一直坚信这种治疗方法的力量。其余还有法国流派的疗法（里昂流派），我完全赞同这种理念。这个法国流派采用体操的方式，旨在强化胸椎后凸、侧移和反向旋转，但由于治疗师的手和患者之间需要身体接触，因此患者和治疗师之间是一对一的关系。

在健身房的研究和实验过程中，我总结提出了现在以我的名字命名的最新疗法。这种疗法的部分作用是加深患者与治疗师之间的关系，直到建立真正的共鸣关系；部分作用是克服对一对一关系的需求，这种关系严重限制了患者获得治疗的机会，而且还因为这种关系带来了高昂的费用。

随着弹力带疗法的实施，以及与我儿子Marco合作对其进行的不断改进，我一直在努力让患者更多地参与到治疗中来，并提高他们对治疗工作的认知。现在，我们能成功地同时诊疗更多的患者，最多时可同时为10~12人诊疗，与每个患者保持个人关系，并为每个患者制订个性化方案。对此，我认为成功的因素之一是实施了严谨的矫正计划，而不是一个标准化的计划，同时患者要有良好的心理动机。

我的每个患者至少每半年接受一次整个治疗团队的会诊。在会诊期间，将重复进行运动学检查，并重新收集所有客观数据，以便与之前的数据进行比较。

我的治疗方法的另一个基本要点是与

我多年来建立的整个治疗团队持续不断地分享所取得的进展和结果，而且这种分享是逐例、逐人进行的。

在您的职业生涯中，您最大的满足感来源是什么？

多年来取得的成果，以及我每天在患者身上看到的持续积极疗效，无疑是我最大的职业成就感来源。

学生（包括初中和高中老师）对我的认可也是我最大的满足感来源。一位同事现在是米兰一所理科高中（scientific high school）的体育教师，他肯定地说："你把你的热情注入了我的血液，多年来我一直努力把它带到学校来。"将激情和热情传递给年轻一代，是我另一种满足感的来源。

也有我治疗过的孩子的父母，他们给我写感谢信；还有我治疗过的孩子，他们在多年后再次回到我的治疗室，他们一直遵循个性化的治疗方案，并和我们分享了治疗过程中的美好回忆。我可以举出一些一家三代人都回来的案例。有些人把自己的孩子送到我这里来；有些家庭医生和骨科医生，有的我并不认识，但他们把患者送到我这里来，因为他们知道我的疗法和取得的疗效。

您希望年轻的同事们如何面对这个工作？

始终保持坚持不懈的精神，永远充满激情和热情地走自己的路，永远不停止探索、研究和学习。学习和培训一直是我个人和职业成长道路上的特点。

有时，我也会从来找我学习的年轻人身上学到一些东西。

例如，我记得有一位年轻的合作者，她从美国来寻求经验。那是在20世纪70年代末80年代初，她带了她用来做有氧运动时使用的弹力带。当看到她是如何使用弹力带的时候，我有一种直觉，它可以用于我正在开发的治疗性训练——使用弹力带运动疗法来治疗特发性脊柱侧弯。

您的训练和商标以您的名字命名，如Rovatti疗法®和Rovatti计划®。请问您的职业活动、学习和研究对您的生活影响大吗？

我非常喜欢我的职业，我也非常认同我的职业，这从我所做的事情带有我的名字这一事实中可见一斑。但是，我从未因工作而牺牲过我的个人或家庭生活。我的家人一直支持我走自己决定的成长和研究之路，我也试图让我的家人尽可能多地参与——首先是我的孩子Marco和Francesca。我的儿子Marco现在是我最重要的合作者。此外，Rovatti家族的其他成员如今也和我一起工作，他们和我有着同样的热情，并将我的想法和从中衍生出来的活动广泛推广。家庭的力量对我来说非常重要。

除了他们，我还拥有一个联系非常紧密的工作团队。今天，Rovatti计划®拥有众多的合作者，我们已经加强了物理治疗部门及与运动和康复相关的专业人士（主要包括鞋垫矫形师、骨科专家和理疗师）的联系。如今，我们在两家专业的Rovatti计划®中心拥有4家健身房。

您为什么现在才出版这本书？是为了谁？

这要归功于我的家人和我伟大的合作者的帮助。我希望通过这本书，为我多年来的梦想开辟一条道路——传播我的疗法和其背后的方法类型，即保守治疗和多学科疗法，也就是以团队为基础的工作。多年来，我一直在各种会议和研讨会上介绍这种治疗方法，并在特定的专业课程（例如，Benedetto Toso教授的国家后备学校课程）和大学教授这种治疗方法。

今天，面向那些从事我们这个领域工作的人，我收集所有经验汇聚成了这本书。我希望这个让我非常满意、对成百上千人有用的疗法能尽可能广泛地被了解和传播。我希望它不仅可以被分享，而且可以被年轻的同事们广泛推广，并被继续研究。